新冠肺炎医案百例

付 义 杨春艳 朱江春 主编

U0334884

全国百佳图书出版单位
中国中医药出版社
·北 京·

图书在版编目（CIP）数据

新冠肺炎医案百例 / 付义，杨春艳，朱江春主编 . —
北京：中国中医药出版社，2022.4（2023.1重印）
ISBN 978-7-5132-6278-1

Ⅰ.①新… Ⅱ.①付… ②杨… ③朱… Ⅲ.①日冕形
病毒 - 病毒病 - 肺炎 - 医案 - 汇编　Ⅳ.① R256.1

中国版本图书馆 CIP 数据核字（2020）第 108596 号

中国中医药出版社出版

北京经济技术开发区科创十三街 31 号院二区 8 号楼
邮政编码　100176
传真　010-64405721
保定市西城胶印有限公司印刷
各地新华书店经销

开本 880×1230　1/32　印张 6.75　字数 143 千字
2022 年 4 月第 1 版　2023 年 1 月第 2 次印刷
书号　ISBN 978-7-5132-6278-1

定价　35.00 元
网址　www.cptcm.com

服 务 热 线　010-64405510
购 书 热 线　010-89535836
维 权 打 假　010-64405753

微信服务号　zgzyycbs
微商城网址　https://kdt.im/LIdUGr
官 方 微 博　http://e.weibo.com/cptcm
天猫旗舰店网址　https://zgzyycbs.tmall.com

编写说明

　　本书收集了云南省第三批援鄂医疗队队员支援湖北，中医在赤壁市人民医院参与救治的 71 例新冠肺炎患者，以及云南省中医防治新冠肺炎专家组成员在云南省参与救治的 30 例新冠肺炎患者。共计 101 例的中医病案解析。

　　2020 年 1 月 19 日，受云南省卫生健康委员会指派，云南省中医药防治新冠肺炎专家组组长付义到云南省传染病医院对首例确诊病案进行中医会诊。其后参与组织制定了《云南省新型冠状病毒感染的肺炎中医药治疗方案（试行）》第一、二、三版；并牵头成立了昆明市中医药防治专家组，对昆明市定点医院所有确诊病案全程（包括院后康复）予以中医药个性化方案干预，经中西医协同治疗，取得了治愈率 100%、零重症转化率、零死亡率的理想疗效。

　　云南省第三批援鄂医疗队于 2020 年 2 月 12 日驰援湖北；2 月 13 日进驻赤壁市人民医院后迅速成立中医治疗专家组，由杨春艳任组长，与赤壁中医同道并肩奋战，承担全院所有确诊病案的中医药干预工作。专家组经问题梳理，方案修订并迅速实施，做到了中药（包括饮片、中成药、针剂）100% 覆盖，其中个性化中药饮片使用率提高到 93% 以上。中医治疗对改善发热、咳嗽、腹泻、恶心、纳呆、乏力、焦虑、失眠等症状，以及舌苔的消退缓解疗效显著。针对恢复期患者，专家组以健脾益气、清除余邪为法，可较好地促进肺部炎症吸收，加速新冠病毒核酸检测结果转阴。

本书第一部分，介绍了新冠肺炎的现代医学认识，以及中医对该病的认识概论和治疗体会。第二部分，着重以病案形式生动、直观地呈现了治疗过程的全貌，让读者身临其境、感同身受。书中汇集了101例资料完备的病案，涉及患者的中西医诊治全过程，包括理化资料、西药使用情况、四诊信息、中医辨证施治、按语。其所呈现的资料是抗疫一线人员在隔离病区的点滴真实记录，采集极为难得，弥足珍贵！希冀通过实战案例展示，为中医同道治疗本病提供一些临床借鉴。

《新冠肺炎医案百例》编委会

2022 年 2 月

目 录

现代医学

对新冠肺炎的认识

（一）病原学特点

新型冠状病毒肺炎（Corona Virus Disease 2019，COVID-19），简称"新冠肺炎"，是指 2019 年始发生的新型冠状病毒感染导致的肺炎。2020 年 2 月 11 日，世界卫生组织总干事谭德塞在日内瓦宣布，将新型冠状病毒感染的肺炎命名为"COVID-19"。新冠肺炎是一种急性呼吸道传染病，已纳入《中华人民共和国传染病防治法》规定的乙类传染病，按甲类传染病管理。我国通过积极防控和救治，境内疫情基本得到控制，仅在个别地区出现局部暴发和少数境外输入病案。但全球疫情仍在蔓延，其传播和扩散的风险有可能较长时期持续存在。新冠肺炎的主要表现为流感样症状，如发热、咳嗽、乏力及胃肠道症状，类似于普通冠状病毒感染，具有自限性。但老年人及合并心、肺等慢性基础疾病的高风险人群，易导致急性呼吸衰竭、多脏器功能不全或衰竭(MOD/MOF)，死亡率较高。

新冠病毒属于单链 RNA 病毒，通过其病毒皇冠上的刺突（S 蛋白）与细胞上的血管紧张素转换酶 2（ACE2）受体结合，经由皮肤黏膜进入人体细胞，在人体内进行复制、繁衍后再释放出大量新的病毒[1]。又因为 ACE2 这种蛋白的分布具有器官特异性，多分布在黏膜、呼吸道、肺部、心血管、胃肠道及肾脏器官中，而新冠病毒可以通过飞沫和黏膜传播，因此很容易进入黏膜或呼吸道的上皮细胞，再通过 ACE2 蛋白受体进入肺、呼吸道、心肌、胃肠道和肾脏内开始复制和扩散。因此，本病的临床表现有肺炎症状和胃肠道症状，严重者可见肾功能衰竭及心脏受累的表现。目前，尸检及穿刺组织病理观察结果也证实了 COVID-19 可导致肺、脾、心、肝、肾脏损伤。其中病理检查结果示肺脏可见不同程度的实变；脾脏明显缩小，淋巴细胞减少，骨髓三系细胞减少；心肌细胞变性、坏死，部分血管内皮细胞脱落、内膜炎症及血栓形成；肝脏体积增大，胆囊充盈度高；肾小球囊腔内可见蛋白性渗出物；肾间质水肿，可见微血栓及灶性纤维化；脑组织充血、水肿，部分神经元变性；肾上腺灶性坏死；食、胃、肠管黏膜上皮细胞不同程度变性、坏死、脱落。

（二）流行病学特点

新冠肺炎的传染源主要是新型冠状病毒感染的患者。无症状感染者也可能传播该疾病。呼吸道飞沫和密切接触病毒污染的物体是本病主要的传播途径，还有可能通过气溶胶传播。人群普遍易感[2]。本病传播速度已经远远超过"非典"，并迅速在全球范围内暴发，严重危及人民的生命健康。

（三）临床特点

新冠肺炎的常见症状包括发热、咳嗽、气短、疲劳、头痛、肌痛。部分患者具有纳差、恶心、呕吐、腹部不适、腹泻等表现，少部分患者以胃肠道症状、嗅觉和味觉异常为主要表现，甚至是唯一表现。70%～76%的感染患者为轻型或普通型，仅有18%～26%的患者发展为重型和危重型。部分患者症状与病情严重程度不一致，表现为低热，甚至不发热，或者无呼吸困难表现的低氧血症。多数患者预后良好，少数患者（老年人和有基础疾病者）病情危重。

（四）新冠肺炎的诊断标准

1. 疑似病例

结合下述流行病学史和临床表现综合分析，有流行病学史中的任何 1 条，且符合临床表现中任意 2 条的；或无明确流行病学史的，符合临床表现中任意 2 条，同时新型冠状病毒特异性 IgM 抗体阳性的；或符合临床表现中 3 条的。

（1）流行病学史

①发病前 14 天内有病例报告社区的旅行史或居住史。②发病前 14 天内与新型冠状病毒感染的患者或无症状感染者有接触史。③发病前 14 天内曾接触过来自有病例报告社区的发热或有呼吸道症状的患者。④聚集性发病（2 周内，在小范围如家庭、办公室、学校班级等场所，出现 2 例及以上发热和 / 或呼吸道症状的病例）。

（2）临床表现

①发热和（或）呼吸道症状等新冠肺炎相关临床表现。②具有新冠肺炎影像学特征。③发病早期白细胞计数正常或降低，淋巴细胞计数正常或减少。

2. 确诊病例

疑似病例同时具备以下病原学或血清学证据之一者：

（1）实时荧光 RT-PCR 检测新型冠状病毒核酸阳性。

（2）病毒基因测序，与已知的新型冠状病毒高度同源。

（3）新型冠状病毒特异性 IgM 抗体和 IgG 抗体阳性。

（4）新型冠状病毒特异性 IgG 抗体由阴性转为阳性，或恢复期 IgG 抗体滴度较急性期呈 4 倍及以上升高。

3. 无症状感染者

新冠病毒病原学检测呈阳性，无相关临床表现，如发热、干咳、乏力、咽痛、嗅（味）觉减退、腹泻等可自我感知或可临床识别的症状与体征，且无新冠肺炎影像学特征者。

（五）新冠肺炎的西医治疗

1. 一般治疗

①卧床休息，支持治疗，维持内环境稳定。②监测生命体征、氧饱和度等。③及时给予有效氧疗措施，包括鼻导管、面罩给氧和经鼻高流量氧疗。

2. 抗病毒治疗

可试用 α - 干扰素、洛匹那韦/利托那韦、利巴韦林（建议与干扰素或洛匹那韦/利托那韦联合应用）、磷酸氯喹（18～65岁成人，疗程7天）、阿比多尔，疗程一般不超过10天。

3. 抗菌药物治疗

避免盲目或不恰当使用抗菌药物，尤其是联合使用广谱抗菌药物。

（六）出院标准

①体温恢复正常3天以上。②呼吸道症状明显好转。③肺部影像学显示急性渗出性病变明显改善。④连续2次呼吸道病原核酸检测阴性（采样时间间隔至少24小时）。

满足以上条件者可出院，但仍需于定点机构康复、观察。

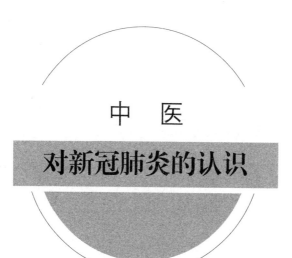

中　医

对新冠肺炎的认识

（一）疫病的历史源流

中医在传染性疾病的诊疗方面积累了大量经验。我国对于传染性疾病的认识很早，在殷墟出土的甲骨文中便有关于传染病的记载。"疾年"指的就是瘟疫流行之年。早期传染病多流行于囚徒、奴隶之中而称为"温"。"温"本作"昷"，指代囚徒或奴隶。因囚徒群居，致使疾病互相传染，故以"昷"称谓此病。至战国时期始将"昷"改为"温"。南北朝后期，用"疒"取代假借的字增多，遂将"温"改为"瘟"。《左传》中也有"役人病"的记载，指这种疾病也可发于兵役之中。后战国时期开始把"役"改为"疫"[3]。《素问·刺法论》中已有"五疫之至，皆相染易，无问大小，病状相似"的论述。《素问·六元正纪大论》云"疠大至，民暴死"，指出了疫病起病急且发展迅速的特点。东汉张仲景在《伤寒论·序》中写道"余宗族素多，向余二百，建安纪年以来，犹未十稔，其死亡者，三分有二，伤寒十居其七"。这是当时传染病暴发时的真实写照，指出了其具有传染性且病死率高的特点。张仲景根据其治疗以疫病为代表的外感疾病的过程，结合前人的经验，加以总结而成《伤寒论》，奠定了中医学辨证论治的基础。《后汉书·五行志》中录有疫情10次，其中建安年间（公元196—219年），疫情持续时间之长、死亡人数之多，是历史上少见的[4]。明清时期，是疫病学形成发展的重要时期。《温疫论》是第一部疫病学专著，标志着中医疫病学理论体系的形成。《温疫论·自叙》中提道："夫温疫之为病，非风，非寒，非暑，非湿，乃天地间别有一种异气所感。其传有九，此治疫紧要关节。""疫者……在岁运有多寡，在方隅有厚薄，在四时有盛衰"。吴又可指出，疫病不同于其他六淫所致疾病，其"有天受，有传染"。"天"不是指日月星辰之天体，而是指空气，即存在于空气中的致病因子"戾气"；所谓"传染"，则指接触传染而言[5]。吴鞠通《温病条辨》认为："温疫者，厉气流行，多兼秽浊，家家如是，若役使然也。"指出了疫病的致病特点[6]。可以说，中医学的发展史就是一部中华民族的抗疫史。中医在长期与疫病防治实践中积累了丰富经验。从《伤寒论》到《温疫论》，从人痘接种术到中医抗击非典、新冠肺炎，都是中医药有效预防和治疗此类烈性传染疾病的铁证。

（二）关于病名

《说文解字》曰："疫，民皆病也。""疠，恶疾也。"《温疫论》曰："疫者，感天地之疠气，在岁运有多寡，在方隅有厚薄，在四时有盛衰。此气之来，无论老少强弱，触之者即病，邪从口鼻而入。""瘟疫之为病，非风，非寒，非暑，非湿，乃天地间别有一种异气所感。"历代中医文献记载的疠气相关病名有瘟疫、温疫、温病。《中医药大辞典》记载，"瘟"同"疫"，是指以强烈传染性和流行性为特性的疾病；"疫"是一切疫病的总称；疫病按性质可分为寒疫、温疫、湿疫、燥疫。

对于中医而言，从古至今所有中医典籍、文献均没有对新冠肺炎的记载，亦无本病的相关诊治经验。但根据新冠肺炎传染性、流行性、症状相似等临床特征，国家卫生健康委员会编写的《新型冠状病毒肺炎诊疗方案（试行第八版）》认为，本病属于中医"疫"病范畴，其病因是感受"疫疠"之气而发病，且具有较强的传染性。

（三）病因病机

时疫邪气从口鼻而入，郁闭肺气，中焦受困，累及脾胃、大肠，甚则全身，传变迅速。正如吴鞠通《温病条辨》所载："温病由口鼻而入，自上而下，鼻通于肺。肺者，皮毛之合也。"无论是危重症患者还是轻症患者，不管舌苔偏黄还是偏白，总体呈现厚腻腐苔，湿浊之象非常重。疫疠之邪夹湿是本病的主要病理因素。"湿浊疠气"与寒相合，犯于肺气，伤及脾阳，运化失常，三焦失司。临证表现，在上焦则胸满憋闷；在中焦则脘痞不食，恶心呕吐；在下焦则小便清长，便溏，舌淡苔白脉沉细。"湿浊疠气"与热相合，造成湿热疠邪壅遏肺气，肺失宣肃，进而郁闭阳明，化火化毒。临证表现，在上焦则肺气郁闭，咳痰喘促；在中焦则阳明火毒，腑实不通；在下焦则湿热，小便色黄。

总之，该病的病因病机为"湿浊疠气"从口鼻皮毛而入，犯于肺，伤及脾，波及五脏六腑，导致卫气郁闭不通，上、中、下三焦失司，气机升降失常，血脉瘀滞不通，阴阳失调格拒。

（四）中医预防措施

1. 辨体施防

人群中有五类（有新型冠状病毒密切接触者、敏感人群、高危人群、身体有基础病及抵抗力差的人群）建议辨体施防，而其按照中医体质划分原则，可以大致分为偏热体质、偏寒体质和平和体质三大类。

（1）偏热体质

特征：容易咽痛，口干喜凉饮，大便干，小便黄且量较少，睡眠不好，自我感觉容易上火，舌质红而干。

处方：北沙参 15g，桑叶 9g，金银花 9g，菊花 9g，桔梗 9g，生甘草 6g。

功效：清火，生津，利咽。

用法：水煎服，或取以上诸药 1/3 剂量泡水代茶饮，每日 1 剂，连用 3 日为宜。

（2）偏寒体质

特征：怕冷，乏力，困倦，口不干，食用寒凉生冷食物易胃脘不适或大便偏溏，小便清且量较多，舌质淡。

处方：生黄芪 15g，炒白术 15g，防风 9g，苏叶 9g，藿香 9g，炙甘草 6g。

功效：补气，固表，化湿。

用法：水煎服，每日 1 剂，连用 3 日为宜。

（3）平和体质

特征：此类人群饮食、二便、睡眠均正常，平时无不适，对疾病的抵抗能力较强，不需服药预防，仅注意生活起居调摄即可。

注：建议到中医医疗机构治未病科进行体质辨识后开具处方。

2. 芳香净化

使用芳香类中药辟秽化浊，净化空气环境。可采用苍术、藿香、艾叶、菖蒲等适量，制成香囊佩戴净化口、鼻小环境空气。《山海经》曰："佩之可以已疠。"《本草经疏》言："芳香之气，能避一切恶邪。"中药香囊源自古代医学中的"衣冠疗法"。佩戴香囊防治疾病，在我国有着悠久的历史。早在长沙马王堆汉墓出土的文物中，考古学家就发现有用中药制成的香袋。《本草纲目》中亦有"闻香治病"的记载，因此除佩戴香囊外，亦可煎煮芳香类中药，熏蒸净化居室等局部环境空气预防。

3. 穴位贴敷

为发挥中医药的非特异性免疫增强和调节作用，可选用穴位贴敷疗法（注：有穴位贴敷禁忌者慎用）。推荐穴位有肺俞、肾俞、脾俞、膈俞等。

4. 生活调摄

（1）虚邪贼风，避之有时

注意保暖，避免感受疫疠之气。避免到人群拥挤的地方，尽量远离人多且密闭的环境，如超市、商场、生鲜市场等。咳嗽和打喷嚏时请用纸巾或屈肘遮掩口鼻，防止飞沫传播。

（2）起居有常，按时作息

保证睡眠充足。保持居住环境清洁卫生、通风良好。

（3）均衡饮食，适度运动

饮食宜清淡而富有营养，忌食生冷食物，少吃辛辣、香燥食物，不吃未经检疫的食物。注意生食和熟食的刀具、菜板区分使用。适当参加体育锻炼，增强体质，可根据身体情况选择太极拳、八段锦、慢跑等运动。

（4）保持积极乐观心态

适当参加文体娱乐活动，乐观向上，保持良好心态，提高身体免疫力。

（五）中医诊治体会

1. 尤重舌诊

古人云："温病重舌，杂病重脉。"虽然中医对疾病的诊疗历来以四诊合参为主，但在历代的瘟疫典籍中舌诊却是重中之重。此次疫情因为受实际情况影响，医生进入病房需戴双层手套，对脉诊结果造成较大干扰，可能会出现或多或少的偏差，故舌苔的变化自然成为首要观测征象。从理论上来看，舌通过经络可直接或间接地与脏腑相通，如手少阴心经之别系舌本，心开窍于舌，舌乃心之苗；足太阴脾经散于舌下，舌为脾之外候；足少阴肾经夹舌本；足厥阴肝经络舌本等。人体的气血、津液、脏腑功能等均通过经络与舌的密切联系而反映到舌，如津液之盈亏、气血之盛衰、脏腑之虚实、邪气之深浅、病情之轻重、病位之浅深、预后之好坏等均可客观地通过舌象的变化反映出来。舌象能客观地反映人体的感邪性质、病位浅深、津液存亡、脏腑虚实等情况。正如吴坤安在《伤寒指掌》一书中指出的："病之经络、脏腑、营卫、气血、表里、阴阳、寒热、虚实，毕形于舌。故辨证以舌为主，而以脉症兼参之"。除此之外，舌诊还是判断正邪盛衰及预后的重要依据，如舌色渐润、苔退知饥、舌布新苔等是疫病趋向康复的标志。其中舌润表示津液来复；苔退指厚腻、黄燥、垢苔等病理性舌苔退掉，表示邪气已退；舌布新苔表示胃气已苏。叶天士《温热论》中第 16 条和 26 条谓："其舌色必紫而暗，扪之湿……难治。""若舌白如粉而滑……病必见凶，须要小心。"都说明了舌诊对于温病治疗及预后的重大指导意义。

2. 三因制宜

三因制宜原则是中医学最基本的治疗原则之一，对中医治疗疾病方面具有重要的指导意义，是中医学整体观的体现。三因制宜就是医者在临床时需根据患者的个体差异、所处季节、所在区域等的不同而采取不同的治疗方法。虽然我们强调疫病症状相似、所有人普遍易感，但治疗上却绝不能以一方、一药治之。我们要坚持辨证论治的个性化原则，即需坚持同病异治的中医特色，此亦是因时制宜、因地制宜、因人制宜的最好体现。《素问·异法方宜论》曰："故圣人杂合以治，各得其所宜。"强调要综合考虑各方面因素，做到整体审察，辨证施治。张锡纯立足经典，在《医学衷中参西录》中提出了"用药以胜病为主，此中因时、因地、因证、因人，斟酌咸宜"的治疗思想，即因时、因地、因人的不同来制定适宜的治疗方法。

我国地域辽阔，南北东西气候不同，加之发病季节与个人的体质因素，故而在新冠肺炎发病后，不同地域的患者或同一地区的不同患者，可能会出现临床表现不同、证候差异较大的现象。此次疫情发生于冬季，发展于冬春交替及春季。我国冬季气温普遍较低，除少数的如海南、云南等地冬季气温较高外，大部分地区气候寒冷。新冠肺炎疫情首发地湖北省武汉市，冬季平均气温在 2～4℃，但是有资料显示，武汉市 2019 年 12 月有 22 天温度在 10℃以上，气候应寒反暖且连续阴雨 19 天，占当月天气总比重的 68%，冬令当下雪却反下雨，此为非时之气，气候偏暖，则加重湿气蒸郁[8]。武汉地区的气候特点决定了本次疫病为疠气夹湿发病，除了具有传染性外，还多表现为湿性重着、黏腻、缠绵的特点。此外，本次疫病发病的潜伏期为 1～14 天[9]，且患者常发热反复或持续，病势缠绵不愈[7]。这些证候表现都与湿性缠绵密切相关。

3. 全程干预

中医主张未病先防，既病防变，瘥后防复。中医"治未病"

思路在疫病治疗全过程均可发挥作用：①人体体质是疫病发病的内因。中医可以增强患者体质，增强卫外之气，调整偏颇体质，抵御疫邪侵袭。②中医可以在患者轻微感邪时，及时祛邪外出，减少发病。③在疫病病程中辨证施用中医疗法，扶正祛邪，可以减轻症状，避免病情恶化；同时保护患者胃气，避免药邪损害。④在疫病恢复期，中医可以调整患者阴阳偏颇的状态，加快患者的痊愈过程，减少后遗症。

4. 内伤基础

李东垣指出：凡外感病皆有内伤的基础，体质平和者，感邪亦不深，而重症患者往往有体质偏颇、脾胃虚衰、卫气不固、心肾不交等内因。此次新冠肺炎，天寒、地湿共同作用，影响了人体的脾胃运化功能，引动外邪侵袭。年龄较大或有基础性病症的患者往往病情较重。

5. 固扶正气

《黄帝内经》指出："正气存内，邪不可干。""邪之所凑，其气必虚。"正气虚弱，不能固表，则腠理疏松，易感疾病。此次新冠疫情，部分患者有较强抵抗力，即使感染也不会发病，更不会出现危重症状，即是"正气存内"之故。新冠肺炎的大部分患者在患病9～14天后痊愈，而部分患者会突然出现"炎症风暴"，病势转危。这就是人体正气与外感邪气斗争情况的真实反映，故应以扶正祛邪为基本原则进行分期治疗。要重视疫病病程中的正邪关系，预防、观察期和康复期应以扶正为主，进展期以祛邪为主，但需注意不能伤正；危重症需益气回阳固脱，挽救正气。

参考文献

［1］Xintian X，Ping C，Jingfang W，et al.Evolution of the novel coronavirus from the ongoing Wuhan outbreak and modeling of its spike protein for risk of human transmission［J］.Science China.Life Sciences，2020，63（3）：457-460.

［2］中华人民共和国卫生健康委员会.新型冠状病毒肺炎诊疗方案（试行第八版）［J］.中华临床感染病杂志，2020，13（5）：321-328.

［3］孟庆云.瘟疫与中华民俗文化［J］.医古文知识，2004（3）：12-14.

［4］赖文，李永宸.东汉末建安大疫考——兼论仲景《伤寒论》是世界上第一部流行性感冒研究专著［J］.上海中医药杂志，1998（8）：2-6.

［5］吴有性，孟澍江，杨进.温疫论［M］.北京：人民卫生出版社，1990.

［6］盛增秀，王英，江凌圳.运用中医温病瘟疫学说抗击非典型肺炎［J］.浙江中医杂志，2003（6）：3-4.

［7］项琼，莫郑波，宋恩峰.新型冠状病毒肺炎中医理论与临床探讨［J］.医药导报，2020，39（3）：323-326.

［8］李阔，邱瑞瑯.基于"天时"与"人和"谈新型冠状病毒肺炎的中医预防对策［J］.中医学报，2020，35（3）：477-482.

［9］国家卫生健康委员会办公厅，国家中医药管理局办公室.新型冠状病毒肺炎诊疗方案（试行第六版）［J］.天津中医药，2020，37（3）：242-246.

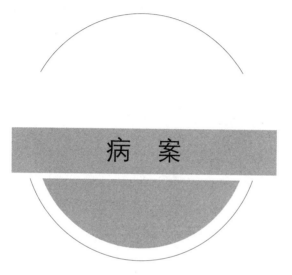

病　案

病案 1

患者喻某，女，32 岁。2020 年 2 月 7 日收住院。

主诉：CT 检查发现肺部磨玻璃样改变 1 天。

病情简介：患者因其丈夫疑似感染病毒性肺炎，行肺部 CT 检查，提示左肺下叶磨玻璃样病变。否认有发热、咳嗽、咽痛、鼻塞、流涕、胸闷、呼吸困难等不适，无腹痛、腹泻，无全身乏力。2 月 7 日，实验室检查：白细胞 4.68×10^9/L，淋巴细胞 1.79×10^9/L；2 月 8 日，报告第一次咽拭子新型冠状病毒核酸阳性。确诊为新冠肺炎。西医给予抗病毒（利巴韦林、盐酸阿比多尔）、抗感染（头孢哌酮 / 舒巴坦）及对症治疗。2 月 10 日，体温升高至 39℃，伴有恶寒，偶有咳嗽，咳白痰。给予甲强龙 40mg/d，静脉滴注。2 月 11 日，体温不退，加大甲强龙为 80mg/d。至 2 月 14 日，发热仍不退，体温最高 39℃。中医介入治疗，并嘱停用甲强龙。既往体健。患者丈夫为疑似患者，一直密切接触。

诊断：新型冠状病毒肺炎（普通型）；高脂血症。

中医治疗

2 月 14 日一诊：发热，恶寒，体温 38.9℃，时有咳嗽、咳痰，咳少许白黏痰，伴有气喘，上腹部不适，恶心，不思饮食，腹泻，稀水便，无黏液，每天 4～5 次，肢体倦怠，口干欲饮，头痛，舌质暗红，苔白腻泛黄。

处方：北柴胡 24g，炒黄芩 15g，法半夏 15g，生石膏 30g（先煎），党参 15g，大枣 10g，薏苡仁 30g，白豆蔻 10g，厚朴

10g，炒白术 15g，滑石 10g（包煎），砂仁 10g（后下），炮姜 15g，陈皮 15g，通草 5g，甘草 5g。

2月17日二诊：低热，往来寒热，体温 37.2℃，厌食，头痛明显，下午尤甚，活动后气喘，乏力，大便溏，次数较前减少，舌边尖红，苔薄黄。

处方：柴胡 24g，炒黄芩 15g，法半夏 9g，党参 10g，大枣 10g，薏苡仁 30g，白豆蔻 10g，川芎 10g，葛根 30g，白芷 10g，炮姜 15g，炒鸡内金 15g（后下），炒麦芽 15g，炒白术 15g，青蒿 10g，徐长卿 15g，红景天 30g，甘草 5g。

2月20日三诊：已无发热，头痛缓解，饮食明显改善，出汗，活动后汗多，时伴气喘，乏力，大便溏，每日 1 次，睡眠一般，舌淡苔薄白。予以黄芪六君子汤加减收官。

按语： 该患者高热，经西医规范治疗，使用甲强龙静脉滴注，体温未降。一诊时患者默默不欲饮食，呕而发热，有柴胡证，予小柴胡汤；加之患者口干口渴，有阳明热，加石膏清阳明热；湿毒犯肺困脾，故见恶寒头痛、肢体困倦、不思饮食、舌苔厚腻，配三仁汤宣畅气机，清利湿热；合砂仁、陈皮、白术，温中行气，健脾利湿，固护中焦，以助正气卫邪于外。全方清利湿热、化浊除湿、通利三焦。二诊时患者发热退，舌苔明显消退，邪热湿浊未尽，故去石膏，继续予小柴胡汤合三仁汤加减。患者头痛明显，下午尤甚，乃因湿困于脾，脾不升清，下午阳气渐衰，故下午尤甚。加用川芎行气止痛，可以行气使全身气血运行，又可以与葛根、白芷配合缓解头痛；且葛根具有升阳止泻之功，可减轻便溏，调动全身阳气抗邪。青蒿为截疟要药，且能除虚热。徐长卿，《神农本草经》言其"主蛊毒，

疫疾，邪恶气，温疟"。动后气喘，宗气受损，故予红景天益气
通脉。三诊时患者邪热湿浊已清，肺脾气虚，予黄芪六君子汤
加减收官。

病案 2

患者吴某，女，75 岁。2020 年 2 月 5 日收住院。

主诉：活动后心慌气促 3 年，加重伴咳嗽 10 天。

病情简介：患者 3 年前渐起活动后心慌气促，未予注意。
10 天前上述症状加重，伴咳嗽，干咳。近日低热，门诊胸部 CT
检查提示病毒性肺炎可能，收治入院。患者自起病以来，精神、
睡眠、饮食欠佳，大小便正常，体力下降。2 月 1 日胸部 CT 检
查示双肺感染，病毒性肺炎可能。2 月 4 日血常规检查：白细
胞 $6.32×10^9$/L，中性粒细胞百分比 67.60%，淋巴细胞百分比
24.10%，C 反应蛋白 42.9mg/L；新型冠状病毒核酸检测阳性。
入院后西医予抗病毒（利巴韦林、盐酸阿比多尔）、抗感染（头
孢哌酮 / 舒巴坦）及对症治疗。既往有心慌、气促病史 3 年，有
高血压、冠心病病史 3 年，曾在心血管内科住院，具体情况不
详；10 年前，因乳腺癌行右侧乳房切除术。患者有与确诊患者
接触史。

诊断：新型冠状病毒肺炎（重型）；冠状动脉粥样硬化性心
脏病；高血压 2 级（极高危）。

中医治疗

2 月 14 日一诊：时有低热，偶有咳嗽，咳少许白黏痰，量少，
脱氧后有气促、胸闷症状，口干明显，无口苦，大便 2 次 / 日，质

正常，饮食可，乏力，舌红绛无苔。

处方：淡竹叶 10g，生石膏 30g（先煎），粳米 30g，麦冬 15g，人参 10g，法半夏 9g，北沙参 15g，玉竹 10g，石斛 10g，炙甘草 5g，知母 10g。

2月17日二诊：上述症状明显缓解。无发热，无咳嗽，饮食少，口干明显缓解，大便正常，感乏力，偶感气喘，舌淡暗，苔薄白。

处方：上方去石膏、知母、淡竹叶，加茯苓 20g，炒白术 15g，生麦芽 30g，红景天 30g。

按语：此患者一诊时考虑邪毒耗伤气阴，邪热内蕴，治予清热生津、益气和胃，方用竹叶石膏汤加味，并加入北沙参、石斛、玉竹、知母以养阴清热。二诊时患者症状明显缓解，舌象明显改善，邪热已除，气阴两虚，故上方去石膏、知母、淡竹叶，加入健脾益气之茯苓、炒白术、生麦芽；因患者乏力，偶感气喘，又加入红景天益气活血、通脉平喘。

病案 3

患者龚某，女，51 岁。2020 年 2 月 9 日收住院。

主诉：因间断发热伴头晕 5 天。

病情简介：患者 2 月 4 日开始出现发热，体温最高 38℃，伴有头晕，否认有咳嗽、咽痛、鼻塞、流涕、胸闷、呼吸困难等不适，无腹痛、腹泻，无全身乏力。肺部 CT 检查提示右肺上叶感染病灶。2 月 9 日实验室检查：白细胞计数 $5.56×10^9$/L，中性粒细胞计数 $3.11×10^9$/L，淋巴细胞计数 $2.01×10^9$/L；咽拭子新型冠状病毒核酸检测结果阳性。确诊为新冠肺炎。西医给予抗病毒（利巴韦林、盐酸阿比多尔）、抗感染（莫西沙星）、血必净、对症治疗。否认其他疾病史。患者有与确诊患者接触史。

诊断：新型冠状病毒肺炎（普通型）。

中医治疗

2月14日一诊：现无发热，无咳嗽，咽痒咽干，头晕头昏，不思饮食，厌油腻，恶心，上腹胀，大便先干后稀，乏力不明显，舌淡暗，苔中根白腻。

处方：茯苓30g，桂枝15g，炒白术15g，干姜10g，姜厚朴10g，炒白术15g，砂仁10g（后下），姜半夏15g，党参10g，白豆蔻10g，陈皮10g，鸡内金15g（后下），泽泻15g，炙甘草5g。

2月17日二诊：头晕头昏明显好转，上腹胀，无恶心，厌油腻。昨日开始偶咳，咳少许白痰，咽干痒，大便好转，舌淡，边有齿痕，苔薄白。

处方：茯苓30g，法半夏15g，陈皮15g，浙贝母10g，姜厚朴10g，杏仁10g，砂仁10g（后下），桔梗15g，射干10g，党参15g，炒白术15g，甘草5g，鸡内金15g（后下），炒麦芽15g。

2月20日三诊：咳嗽减少，咳白痰减少，无咽痛，无口干，饮食增加，舌淡，边有齿痕，苔中根白腻。

处方：上方去浙贝母、射干，加黄芪30g，知母10g。

按语：此患者一诊时症见头晕头昏、不思饮食、恶心、上腹胀、大便先干后稀，考虑为寒湿困脾，脾阳不足，脾失运化，湿浊上犯清窍。予苓桂术甘汤温化寒饮，健脾化浊；加用理中汤以温中祛寒，补气健脾；配合砂仁、陈皮、鸡内金、白豆蔻以健脾化湿；患者头晕头昏为湿浊上犯，清阳不升，故加入泽泻以利水逐饮。二诊时头昏头晕、大便明显好转，仍有咳嗽，去桂枝、干姜、泽泻，加入浙贝母、杏仁、桔梗化痰止咳；加入射干化痰利咽。三诊时咳嗽减少，咳白痰减少，无咽痛，则去浙贝母、射干，加黄芪益气扶正，佐知母防黄芪燥热。治疗后患者症状缓解，腻苔退去。

病案 4

患者马某，男，28 岁。2020 年 2 月 4 日收住院。

主诉：发热 4 天，干咳不适 3 天。

病情简介：患者于 4 天前无明显诱因出现干咳不适，呈阵发性，以夜间为重，无痰，无发热，无胸闷，无畏寒、纳差，无明显呼吸困难，在家自服感冒药治疗效果不佳。昨日体温最高 39℃，门诊行胸部 CT 检查提示右下肺部感染，考虑为病毒性肺炎。患者自起病以来，精神欠佳、食欲欠佳。2 月 6 日血常规检查：白细胞 5.19×10^9/L，淋巴细胞 0.76×10^9/L，中性粒细胞百分比 71.70%，单核细胞百分比 13.30%，血小板 74.00×10^9/L，C 反应蛋白 31.7mg/L，超敏 C 反应蛋白 > 5mg/L；新型冠状病毒核酸检测结果阳性。确诊为新冠肺炎。西医给予抗病毒（利巴韦林、炎琥宁、盐酸阿比多尔）、抗感染（头孢曲松、莫西沙星）、止咳化痰（氨溴索）、化瘀解毒、对症治疗。否认其他疾病史。

诊断：新型冠状病毒肺炎（普通型）。

中医治疗

2月15日一诊：现无发热、咳嗽等症，偶感乏力，饮食可，二便正常，精神可，舌淡，边有齿痕，苔白腻。

处方：黄芪30g，党参15g，炒白术15g，陈皮15g，姜半夏15g，茯苓30g，炒神曲15g，薏苡仁30g，知母10g，桔梗15g，甘草5g。

2月18日二诊：患者病情好转。无发热、咳嗽、乏力等症状，饮食可，睡眠可，精神可，舌淡，边有齿痕，苔白腻较前减轻。原方继服。

按语： 患者经前期治疗后仅感乏力，余无不适，为恢复期患者。结合患者舌淡，边有齿痕，苔白腻，辨属脾气亏虚，湿邪内蕴。脾胃为后天之本，脾虚则生化乏源，正气不足，易受外邪。故予黄芪六君子汤益气健脾；加薏苡仁、神曲健脾化湿和胃。经治疗，患者苔白腻较前减轻。

病案5

患者任某，女，33岁。2020年2月4日收住院。

主诉：咳嗽7天，腹泻2天。

病情简介：患者于2020年1月28日无明显诱因开始咳嗽、干咳，无发热，感乏力，否认咽痛、鼻塞、流涕、胸闷、心慌等不适，一直在家隔离观察。2月2日开始腹泻，为黄色稀水样便，每天近10次，无明显腹痛，无恶心、呕吐。门诊胸部CT检查示肺部感染，病毒性肺炎不排除。入院后行血常规检查，肝肾功能检查，电解质、血糖、血脂检查，以及甲状腺功能检查，均未见明显异常；咽拭子新型冠状病毒核酸检测结果阳性。确诊为新冠肺炎。西医予抗病毒（利巴韦林、干扰素、炎琥宁、盐酸阿比多尔）、抗感染（头孢曲松）、对症治疗。2月22日复查咽拭子新型冠状病毒核酸阳性。2月27日复查咽拭子新型冠状病毒核酸阴性。2月28日复血常规检查：白细胞 5.42×10^9/L，中性粒细胞 3.39×10^9/L，淋巴细胞 1.57×10^9/L。否认其他疾病史。患者自诉其亲戚于1月23日从武汉回赤壁，并与之有亲密接触。

诊断：新型冠状病毒肺炎（普通型）。

中医治疗

2月15日一诊：现偶有咳嗽，无腹泻，大便1～2次/日，便溏，饮食差，无恶心、乏力，眠可，情绪可，舌质淡，苔中根白腻。

处方：党参15g，茯苓30g，炒白术15g，炒苍术15g，桔梗15g，砂仁10g（后下），炒神曲15g，炒麦芽15g，薏苡仁30g，怀山药30g，姜半夏9g，甘草5g。

2月18日二诊：无咳嗽，大便好转，日1次，饮食差较前改善，精神可，眠差梦多，舌质淡，苔中根白腻。

处方：党参15g，茯苓30g，炒白术15g，炒苍术15g，桔梗15g，砂仁10g（后下），炒神曲15g，炒麦芽15g，薏苡仁30g，怀山药30g，甘草5g，姜半夏9g，首乌藤15g，茯神30g，生龙骨20g（先煎）。

2月21日三诊：大便正常，睡眠改善，饮食差，舌质淡，苔中根白腻。嘱原方继服。

2月24日四诊：饮食较前改善，眠差，精神可，舌淡红，苔中根白腻。复查咽拭子新型冠状病毒核酸阳性。

处方：党参15g，茯苓30g，炒白术15g，桔梗15g，砂仁10g（后下），炒麦芽15g，薏苡仁30g，怀山药30g，甘草5g，姜半夏9g，首乌藤15g，茯神30g，生龙骨20g（先煎），陈皮15g，白豆蔻10g，徐长卿15g，贯众10g。

2月27日五诊：饮食增加，大便正常，睡眠改善，舌淡红苔薄白，舌底脉络青紫。复查咽拭子新型冠状病毒核酸阴性。

处方：党参15g，茯苓30g，炒白术15g，桔梗15g，砂仁10g（后下），炒麦芽15g，薏苡仁30g，怀山药30g，甘草5g，姜半夏9g，首乌藤15g，茯神30g，生龙骨20g（先煎），陈皮15g，白豆蔻10g，徐长卿15g，贯众10g，红景天30g。

按语： 一诊时患者便溏，乃为脾虚失健，湿浊内停之象。脾失健运，故有饮食差；湿阻中焦，则表现为苔中根白腻。《素问·咳论》曰："五脏六腑皆令人咳，非独肺也。"脾虚，中焦气机运化功能失常，则会出现咳嗽。该患者辨证属脾虚夹湿证，予参苓白术散益气健脾，渗湿止泻；加半夏、神曲、苍术，燥湿健脾和胃，以助中焦运化湿邪。二诊、三诊时患者自诉睡眠较前稍差，多梦，故加首乌藤、茯神，养心安神；加生龙骨，重镇安神。四诊时患者睡眠改善，饮食少。考虑为湿困中焦，中焦阳气不足之故，故去神曲，加白豆蔻、陈皮，行气理气，健脾化湿。患者新冠病毒核酸检测阳性，故加入贯众、徐长卿，清热解毒。五诊时诸症较前好转，新冠病毒核酸检测阴性，舌底脉络青紫，考虑为久病入络，加入红景天益气活血通络。

病案 6

患者张某，男，5岁。2020年2月5日收住院。

主诉：阵发性咳嗽3天。

病情简介：患者于2020年2月2日无明显诱因出现咳嗽，呈阵发性，以夜间为重，少痰，夜间稍喘息，无胸闷，无明显呼吸困难，无发热，无畏寒，无乏力及咽部不适，未用药。2月8日门诊行肺部CT检查提示左舌叶感染，不排除病毒性肺炎。2月8日血常规检查：白细胞10.05×10⁹/L，中性粒细胞百分比53.2%，淋巴细胞百分比34.3%。2次（2月16日、19日）咽拭子新型冠状病毒核酸检测结果均为阳性。诊断为新冠肺炎。西医给予抗感染（头孢噻肟）、抗病毒（阿糖腺苷）、对症支持等治疗。既往有毛细支气管炎病史。头孢皮试偶有阳性。患者爷爷奶奶均为新型冠状病毒肺炎疑似病例，与患者均有密切接触。

诊断：新型冠状病毒肺炎（普通型）。

中医治疗

一诊：咳嗽、咳痰少，大便干，3日未解，饮食少，出汗多，无乏力，无发热，无恶心、呕吐，无反酸、呃逆，舌质淡暗，苔中根腻。

处方：陈皮5g，茯苓30g，法半夏3g，枳实5g，竹茹5g，厚朴5g，杏仁3g，白术10g，全瓜蒌10g，桔梗5g，蜜紫菀5g，牛蒡子5g，甘草3g，煅龙骨5g（先煎）。

二诊：大便昨日1次，质干，挑食，咳嗽减轻，痰少，无汗出，无发热，无恶心、呕吐，舌质淡暗，苔薄白。

处方：陈皮 5g，茯苓 30g，法半夏 3g，枳实 5g，厚朴 5g，杏仁 3g，白术 10g，全瓜蒌 10g，桔梗 5g，蜜紫菀 5g，牛蒡子 5g，甘草 3g，党参 5g，白芍 5g，生麦芽 10g。

按语：一诊时患者舌苔中根白腻乃湿阻中焦之象，湿困中焦，中焦运化失司，故饮食少；脾虚湿滞，气机不畅，津液输布障碍，故有大便干；痰湿上犯于肺，肺失宣降，故见咳嗽、咳痰。故予二陈汤燥湿化痰，理气和中。患者大便 3 日未解，"肺与大肠相表里"，腑气不通，肺气不降，故于方中加厚朴、枳实，燥湿消积通腑；生白术健脾同时通便；牛蒡子、全瓜蒌既有清热化痰之功，又能通腑，对此患者最宜；加桔梗、杏仁，一宣一降，宣肺止咳，且杏仁有润肠通便之功；加蜜紫菀化痰，亦有通腑之功；汗出多，加煅龙骨收敛止汗。二诊时患者大便已解，但较干结，加白芍滋阴润肠通便；加党参健脾益气；加生麦芽，取萌芽升发之气，以升胃气。

病案 7

患者闵某，女，61 岁。2020 年 2 月 4 日收住院。

主诉：全身乏力 20 天。

病情简介：患者于 2020 年 1 月 15 日出现全身乏力，无咳嗽、发热，无鼻塞、流涕，暂无明显心慌、胸闷，无腹痛、腹泻，在仁爱医院就诊，以肺部感染收住院治疗，用药不详，效果不佳。最近 2 天食欲不振，胸部 CT 检查示双肺感染性病变，考虑诊断为病毒性肺炎。2 月 5 日血常规检查：白细胞 8.03×10^9/L，中性粒细胞 5.79×10^9/L，淋巴细胞 1.67×10^9/L。

2月7日新型冠状病毒核酸检测阳性。确诊为新冠肺炎。西医给予抗病毒（利巴韦林、干扰素、盐酸阿比多尔）、提高免疫力（百令胶囊、胸腺素）、抗感染（头孢哌酮/舒巴坦）、激素（甲强龙）、维持水和电解质平衡等治疗。既往有高血压病史，自备药物，血压控制良好。3年前在仁爱医院行胆囊切除术。否认武汉相关疫区接触史。

诊断：新型冠状病毒肺炎（普通型）；高血压。

中医治疗

2月17日一诊：上腹不适，乏力，膝痛，无发热，无咳嗽，无腹泻，精神稍差，饮食少，口苦，睡眠可，舌淡红，苔黄稍腻。

处方：柴胡15g，炒黄芩15g，杏仁9g，法半夏9g，贯众15g，徐长卿15g，藿香15g（后下），苍术15g，厚朴15g，煨草果9g，云茯苓30g，薏苡仁30g，炒神曲15g，生姜15g，大枣9g，炙甘草6g。

2月2日二诊：已无上腹部不适，乏力稍减，膝痛减轻，偶咳，痰白黏，夜间颈部汗出，饮食可，活动后心悸，眠可，舌淡红，苔薄白。

处方：陈皮15g，茯苓30g，法半夏9g，厚朴20g，杏仁10g，徐长卿10g，党参10g，炒白术15g，黄芪30g，红景天30g，炙紫菀15g，煅牡蛎20g（先煎），煅龙骨20g（先煎），知母10g，炙甘草5g。

按语：《伤寒论》曰："血弱气尽，腠理开，邪气因入，与正气相搏，结于胁下，正邪分争，往来寒热，休作有时，默默不欲饮食。脏腑相连，其痛必下，邪高痛下，故使呕也。小柴胡汤主之。"结合患者口苦、苔薄黄、上腹部不适、饮食少的症状，判断应为少阳余邪未尽。予以小柴胡汤加减和解少阳；患者膝关节疼痛，"不通则痛"，考虑有寒湿之邪闭阻经脉，故予贯众、徐长卿除湿止痛。脾主运化水液，藿香、苍术化湿，厚朴、草果燥湿，云茯苓、薏苡仁健脾渗湿。诸药合用，可祛除中焦湿邪兼健脾胃，恢复中焦运化功能。神曲、生姜温中消食，脾胃为后天之本，使中焦运化有源，不断充养先天及正气，从而加强患者的抗病能力。二诊时患者上腹不适缓解，仍感乏力，出现咳嗽、咳痰、心悸、汗出。予二陈汤加减，燥湿化痰，理气和中；加杏仁降气止咳；炙紫菀化痰止咳；加白术、厚朴、徐长卿助健脾燥湿之功；患者夜间颈部汗出、心悸，为年老久病气虚，故加黄芪、党参补气固表；知母防黄芪之燥；龙骨、牡蛎镇心安神；红景天益气通脉活血。

病案 8

患者余某，男，61岁。2020年2月5日收住院。

主诉：发热、咳嗽6天。

病情简介：患者于2020年1月31日开始出现咳嗽、干咳，伴发热，间断低热，具体体温不详。有头昏、乏力，否认咽痛、鼻塞、流涕、胸闷、心慌等不适，无腹痛、腹泻，在家隔离观察，症状一直无缓解。胸部CT检查示双肺感染，符合病毒性肺炎。2月6日血常规检查：白细胞 $3.52×10^9$/L，淋巴细胞 $1.94×10^9$/L。2月23日、25日两次新型冠状病毒核酸检测阳性。确诊为新冠肺炎。西医给予抗病毒（炎琥宁、利巴韦林、盐酸阿比多尔）、抗感染（头孢曲松、莫西沙星）、止咳化痰（痰热清）、降压（氨氯地平贝那普利）及中成药物等治疗。既往有高血压病史6年，一直口服降压药物，血压控制在130/80mmHg左右。患者否认有新冠肺炎确诊患者接触史。

诊断：新型冠状病毒肺炎（普通型）；高血压病2级（高危）。

中医治疗

2月21日一诊：咳嗽，咳白痰，痰多，质黏，已无发热，精神可，食欲可，睡眠可，二便正常，舌质红，苔薄白。

处方：柴胡15g，炒黄芩15g，陈皮15g，茯苓30g，法半夏9g，前胡15g，厚朴10g，白豆蔻10g，桔梗15g，芦根15g，红景天30g，炒白术20g，党参15g，甘草5g。

2月24日二诊：服药后咳嗽减少，痰减少，无发热，无头晕头痛，精神可，食欲可，睡眠可，二便正常，舌质淡红，苔薄白。

处方：陈皮15g，茯苓30g，法半夏9g，前胡15g，白豆蔻10g，桔梗15g，芦根15g，红景天30g，甘草5g，炒白术20g，党参15g，徐长卿15g，贯众10g。

按语： 结合该患者四诊信息，确诊为疫病。《伤寒论》曰："伤寒四五日，身热恶风，颈项强，胁下满，手足温而渴者，小柴胡汤主之"。结合患者症状，应属病入少阳，故予以小柴胡汤加减和解少阳。咳嗽、痰多，故合二陈汤、芦根、前胡、桔梗清热化痰止咳。腹泻，乃因正气抗邪于外，固护失司，脾气失健，故予白豆蔻、炒白术健脾利湿，固护中焦，以助正气祛邪于外；红景天益气活血通脉。二诊时患者咳嗽、痰均减少，病症减轻，去柴胡、黄芩，加徐长卿、贯众清热解毒。

病案 9

患者贾某，男，51岁。2020年2月1日收住院。

主诉：乏力、腹部不适3天，不规则发热1天。

病情简介：患者于3天前无明显诱因出现腹泻，日1～2次，腹痛不适，腹胀，乏力，纳差，无咳嗽、咳痰，无发热，无胸闷，无呼吸困难，服药（具体药物不详）无效。入院前1天无明显诱因出现不规则发热，最高体温达39℃，伴畏寒，无寒战。起病以来，患者精神、食欲、睡眠差，小便稍少，体力下降，体重无明显改变。胸部CT检查提示双肺感染，不排除病毒性肺炎。血常规检查：白细胞$3.11×10^9$/L，淋巴细胞$0.22×10^9$/L。2月6日查新型冠状病毒核酸阳性。确诊为新冠肺炎。入院后予抗感染（泰能）、抗病毒（干扰素雾化吸入、利巴韦林）、对症支持（甲强龙）等治疗。既往有慢性阻塞性肺疾病、慢性肠炎、心脏瓣膜病。否认高血压、心脏病、肺结核、乙肝等特殊病史。否认手术及外伤病史。否认药物及食物过敏史。否认武汉相关疫区接触史。

诊断：新型冠状病毒肺炎（普通型）；慢性阻塞性肺疾病；慢性肠炎；胃肠功能紊乱；冠状动脉粥样硬化性心脏病？肝功能异常；低蛋白血症；低钾血症；前列腺增生；心脏瓣膜病（二尖瓣关闭不全，主动脉瓣关闭不全）。

中医治疗

2月23日一诊：胃部不适，上腹胀，无反酸，无嗳气，无恶心，饮食少，乏力，精神差，大便褐色，质中等，腰痛，眠差梦多，心情烦躁，无发热，无咳嗽，舌暗红，苔中根白腻。

处方：柴胡15g，党参15g，炒黄芩10g，法半夏9g，生姜10g，炒枳壳10g，川芎10g，佛手10g，炒厚朴10g，薏苡仁30g，杏仁10g，藿香15g（后下），佩兰15g（后下），砂仁10g（后下），炒鸡内金15g（后下），生麦芽30g，炒神曲15g，炙甘草5g，白术15g。

2月26日二诊：胃部不适、上腹胀缓解，出现咳嗽，咳白痰，胸闷，偶有胸痛，饮食少，乏力，精神差，大便褐色，质中等，腰痛，眠差梦多，心情烦躁，无反酸，无嗳气，无恶心，舌暗红，苔薄白。

处方：炙麻黄6g，杏仁10g，陈皮15g，法半夏9g，茯苓30g，炙甘草5g，川芎10g，佛手10g，厚朴10g，薤白10g，炒白术15g，炒鸡内金15g（后下），炒麦芽20g，炙远志10g，红景天30g。

2月29日三诊：咳嗽减轻，仍心烦、乏力、饮食少。上方去麻黄，加党参15g。予心理疏导，并嘱练习八段锦。

按语：《伤寒论》曰："血弱气尽，腠理开，邪气因入，与正气相搏，结于胁下，正邪分争，往来寒热，休作时有，默默不欲饮食。脏腑相连，其痛必下，邪高痛下，故使呕也。小柴胡汤主之。"结合患者症状，辩证属于少阳枢机不利，湿热内蕴。故予以小柴胡汤、三仁汤加减，和解少阳，清热利湿，宣畅气机；合厚朴、陈皮、白术，温中行气，健脾利湿，固护中焦，以助正气卫邪于外；合藿香、佩兰，芳香化湿。患者病后心烦，肝气郁结，故予川芎、佛手、枳壳，疏肝理气；麦芽升发脾胃之气兼疏理肝气；鸡内金、神曲，健胃消食，促进食欲。二诊时患者腹胀好转，舌苔腻减轻，咳嗽，咳白痰，胸闷，偶有胸痛。考虑为痰浊蕴肺，故于上方去化湿之品，予麻杏二陈汤加减宣肺化痰；加红景天益气活血，通脉平喘；薤白通阳散结，行气止痛；患者眠差，故加炙远志镇静安神，化痰止咳。三诊时患者症状减轻，但仍心情烦躁不安，予心理疏导，嘱患者每日进行八段锦锻炼。

病案 10

患者陈某，女，55岁。2020年1月31日收住院。

主诉：因间断发热5天。

病情简介：患者于2020年1月26日开始出现发热，最高体温39℃，无咳嗽、咳痰，无恶心，无呕吐，无发热，无腹胀、腹泻，无心慌、胸闷，未做特殊处理。1月31日来院行胸部CT检查示病毒性肺炎。血常规检查：白细胞5.52×10⁹/L，中性粒细胞3.16×10⁹/L，淋巴细胞计数正常，嗜酸性粒细胞0.01×10⁹/L，嗜酸性粒细胞百分比0.20%，血红蛋白128g/L；咽拭子新型冠状病毒核酸检测阳性。确诊为新冠肺炎。西医给予抗感染（莫西沙星、头孢曲松）、抗病毒（利巴韦林、盐酸阿比多尔）、抗炎（甲泼尼龙）等治疗。否认其他疾病史。无武汉返乡人员接触史。

诊断：新型冠状病毒肺炎（普通型）。

中医治疗

2月18日一诊：低热，体温37.4℃，口干喜饮，无畏寒，无咳嗽，无乏力，精神可，二便正常，口不苦，无咽痛，舌红少津，少苔。

处方：竹叶石膏汤加减。

淡竹叶 10g，石膏 30g（先煎），麦冬 15g，法半夏 15g，人参 10g，怀山药 15g，柴胡 15g，青蒿 10g，沙参 15g，知母 10g，生甘草 5g。

2月21日二诊：低热，体温午后 37.4～37.6℃，口干缓解，无畏寒，无咳嗽，无乏力，眠欠佳，精神可，饮食可，二便正常，舌红，苔薄白。

处方：柴胡 15g，炒黄芩 10g，法半夏 9g，党参 15g，薏苡仁 30g，杏仁 10g，白豆蔻 10g，厚朴 10g，滑石 10g（包煎），淡竹叶 10g，通草 5g，青蒿 15g，徐长卿 10g，甘草 5g。

2月24日三诊：低热，体温最高 37.2℃，时伴心悸，无畏寒，无咳嗽，无乏力，精神可，二便正常，饮食可，眠可，舌红，苔薄白。上方去淡竹叶，加红景天 30g，炒白术 15g。

2月27日四诊：体温最高 37.2℃，精神好转，饮食可，舌质淡红，苔薄白。上方去滑石、通草。

3月1日五诊：昨晚体温 37.0℃，今晨正常，无腹泻，无口干，饮食可，眠可，舌淡红，苔薄白。上方去徐长卿，加生麦芽 30g。

按语：《伤寒论》云："伤寒解后，虚羸少气，气逆欲吐者，竹叶石膏汤主之。"患者高热后，口干喜饮，舌红少津，少苔，为气阴两伤，余热未尽之征象。故予竹叶石膏汤清热生津，益气和胃。方取竹叶、石膏、麦冬清热；人参、甘草生津；怀山药健脾补气养阴；加柴胡、青蒿助清热之功；沙参、知母滋阴生津。二诊时患者仍有低热，口干缓解，舌红少津好转，考虑湿邪夹余热流连肌表，热邪难除，故调整方药为小柴胡汤合三仁汤加减。小柴胡汤，和解少阳，以助清热；三仁汤宣畅三焦，清热利湿。三诊时症状同上，时感心悸，故去淡竹叶，加红景天益气活血通脉；加炒白术健脾扶正。四诊时患者体温较前下降，精神好转，故去滑石、通草。五诊时患者无发热、口干，故去徐长卿，加生麦芽养护脾胃，增强正气。

病案 11

患者李某，女，27 岁。2020 年 2 月 5 日收住院。

主诉：咳嗽 2 周，发热，腹泻 1 周。

病情简介：患者于 2020 年 1 月 20 日开始出现阵发性咳嗽，无痰，无喘息。入院前 1 周开始发热，体温达 38℃ 左右，无畏寒及寒战，无抽搐，解黄色水样便 3 次 / 日，无腹痛，口服阿莫西林，药效不佳。起病以来患者精神、食纳欠佳，小便正常，入睡欠佳，体力、体重无变化。胸部 CT 检查示疑似病毒感染性肺炎。2 月 6 日血常规检查：白细胞 $3.73×10^9$/L，淋巴细胞 $0.21×10^9$/L，中性粒细胞 $1.96×10^9$/L，单核细胞百分比 10.54%，平均红细胞血红蛋白浓度 314g/L，平均血小板体积 11.10fL；肌红蛋白 < 21.00ng/mL；纤维蛋白原 1.60g/L，D- 二聚体 0.71μg/mL；咽拭子新型冠状病毒核酸检测阳性。确诊为新冠肺炎。西医给予抗病毒（利巴韦林、盐酸阿比多尔）、抗感染（头孢曲松、莫西沙星、氧氟沙星）、对症治疗。治疗后患者已无发热。否认其他疾病史。有疫区接触史（从武汉回赤壁）。

诊断：新型冠状病毒肺炎（普通型）。

中医治疗

2月17日一诊：已无发热，无咳嗽，腹泻4～5次/日，肠鸣，腹部不适，喜热饮，进食生冷后胃脘部不适加重，饮食可，无反酸、呃逆，无恶心、呕吐，无恶寒发热，舌淡，苔薄白。

处方：党参20g，干姜15g，炒白术20g，小茴香15g，炒苍术15g，砂仁10g（后下），陈皮15g，茯苓30g，白扁豆30g，乌梅15g，白豆蔻10g，吴茱萸10g，炙甘草5g。

2月21日二诊：腹泻好转，每日1～2次，肠鸣缓解，饮食可，精神可，舌淡，苔薄白。继服上方。

按语：患者素体脾胃虚寒，加之感受寒湿，侵袭脾胃，温煦失司，故进食生冷后胃脘不适；脾胃虚弱，则运化失职，湿自内生，气机不畅，故饮食不化、腹部不适、肠鸣泄泻。治宜温中祛寒，补气健脾。故予理中汤合四君子汤加减；加苍术健脾燥湿，加小茴香、白豆蔻、砂仁温中行气；吴茱萸散寒助阳止泻；乌梅收敛止泻。患者服药后症状明显减轻。

病案 12

患者张某，男，52岁。2020年2月5日收住院。

主诉：间断发热3天。

病情简介：患者于2020年2月2日开始出现恶寒、发热、乏力、全身不适等症，在家测量体温37.5℃，无咳嗽、咳痰、咽痛，无喘息、气促，无胸痛、咳血，无腹痛、腹泻，无尿频、尿急等不适。起病后，精神欠佳，体力稍下降，体重无明显下降,食欲欠佳,大小便未见明显异常,睡眠欠佳。胸部CT检查示右肺及左上肺感染性病变。2月5日血常规检查:白细胞 $3.81×10^9$/L,淋巴细胞 $1.56×10^9$/L,中性粒细胞百分比46.20%,淋巴细胞百分比40.70%。咽拭子新型冠状病毒核酸检测阳性。确诊为新冠肺炎。西医给予抗病毒(利巴韦林、更昔洛韦、炎琥宁、盐酸阿比多尔、干扰素雾化)、抗感染(头孢曲松、莫西沙星)、血必净、对症治疗。否认其他疾病史。患者于2020年1月22日与其妻妹一家聚餐。其妻妹之子已确诊新型冠状病毒肺炎,现在我院隔离住院治疗。其妻子于1月23日出现间断咳嗽及发热1次。

诊断:新型冠状病毒肺炎(普通型)。

中医治疗

2月21日一诊:乏力,无发热、咳嗽,无腹泻,精神稍差,眠可,饮食可,二便正常,舌淡红,苔淡黄腻。

处方:薏苡仁30g,杏仁10g,槟榔10g,厚朴10g,滑石10g(包煎),姜半夏9g,通草5g,炒苍术15g,草果10g,茯苓20g,黄芪30g,知母10g,生甘草5g。

2月24日二诊:无明显症状,新型冠状病毒核酸检测持续阳性,无发热、咳嗽,无腹泻,精神可,眠可,饮食可,二便正常,舌淡红,苔淡黄微腻。上方加徐长卿15g,贯众10g。

2月27日三诊:患者无发热、咳嗽,无腹泻,精神可,眠可,饮食可,二便正常。上方去滑石,加干姜5g,炒白术15g,茯苓20g。

3月2日四诊:咽部不适,自觉喉中痰阻,不咳,无咳痰,饮食可,复查新型冠状病毒核酸阴性。上方加射干10g,桔梗

15g。

按语:《温疫论》曰:"邪自口鼻而入,则其所客,内不在脏腑,外不在经络,舍于伏脊之内,去表不远,附近于胃,乃表里之分界,是为半表半里,即《针经》所谓'横连膜原'是也。"患者舌苔黄腻,无其他症状,则为邪气伏于半表半里,伏而未发。故予达原饮加减;加薏苡仁、徐长卿、苍术、茯苓,祛湿建中;杏仁降气,有调畅气机之功;黄芪补益正气,防止邪气内陷。二诊时患者新冠病毒核酸检测持续阳性,故而增加徐长卿、贯众清热解毒。三诊时去滑石,加干姜、白术、茯苓,温中健脾燥湿,使脾胃运化功能正常,固护正气,祛邪达表。四诊时患者咽部不适,加射干、桔梗,利咽化痰。

病案 13

患者周某,女,60岁。2020年2月9日收住院。

主诉:咳嗽咳痰伴气促一月余。

病情简介:患者于2020年1月9日左右出现咳嗽咳痰,以白天为甚,咳痰稀白,痰中带少量血丝,伴有活动后气促,休息后稍有缓解,夜间可平卧,否认胸闷胸痛,无心慌。起病后曾到医院住院治疗(具体治疗方案不详),症状无明显缓解出院。一直间断咳嗽咳痰,痰中带血丝,伴有阵发性气促,胸部CT检查提示双肺感染。患者起病以来,精神食欲睡眠欠佳,二便正常,体力下降。2月9日实验室检查:白细胞4.19×10^9/L,淋巴细胞0.52×10^9/L,红细胞0.88×10^{12}/L,血红蛋白29g/L,血钾5.42mmol/L。2月16日、18日检查新型冠状病毒核酸阳性。确诊为新型冠状病毒肺炎（重型）。西医给予抗感染（头孢哌酮 / 舒巴坦钠、莫西沙星）、抗病毒（利巴韦林、盐酸阿比多尔）、增强免疫功能（胸腺法新）、利尿（呋塞米）、输血、对症支持等治疗。既往有肾结石、肾积水、慢性肾功能衰竭、肾性贫血病史；2019 年曾行经皮肾造瘘术；2010 年行右肾切开取石术。否认武汉等疫区旅居史。

诊断：新型冠状病毒肺炎（重型）；慢性肾功能衰竭；肾性贫血（重度贫血）；肾积水伴肾结石；甲状腺功能减退症；高钾血症；高尿酸血症。

中医治疗

2 月 22 日一诊：自觉呼吸困难，咳嗽，咳痰量少、夹有血丝，气喘，无乏力，饮食可，口干思饮，大便正常，小便正常，舌暗红，苔黄腻，脉细数。

处方：麻黄 10g，杏仁 10g，石膏 20g（先煎），桔梗 10g，茯苓 15g，陈皮 15g，白前 10g，百部 10g，浙贝母 10g，法半夏 10g，甘草 5g。

2 月 25 日二诊：咳嗽减少，痰中夹有少许血丝，气喘减轻，精神好转，头晕，饮食少，舌暗红，苔黄腻，脉细。上方去石膏，加薏苡仁 10g，冬瓜仁 20g，白及 10g。

2 月 27 日三诊：偶咳，咳痰少，气短，乏力，舌暗红，苔薄白。上方去麻黄 10g，加黄芪 30g，知母 10g，升麻 3g，柴胡 6g，红景天 20g。

按语：《伤寒论》曰："发汗后，不可更行桂枝汤。汗出而喘，无大热者，可与麻黄杏仁甘草石膏汤。"患者气喘、口干，结合舌象，应为肺有郁热，肺气不畅之表现，故予麻杏石甘汤加减。加桔梗宣肺祛痰；白前降气平喘化痰；百部、浙贝母润肺化痰平喘；茯苓、陈皮、半夏，助祛痰之功。二诊时气喘、口干好转，仍痰中夹血丝，故去石膏，加薏苡仁健脾除湿；冬瓜仁清肺化痰；白及收敛止血。三诊时患者咳嗽、气喘好转，故去麻黄；自觉乏力气短，为宗气亏虚，宗气积于胸中，走息道以司呼吸，贯心脉而行气血，故加升陷汤升补宗气；加红景天益气活血，通脉平喘。

病案 14

患者程某，男，65 岁。2020 年 2 月 6 日收住院。

主诉：咳嗽咳痰 4 天。

病情简介：患者 1 周前无明显诱因出现头痛及全身酸痛，自觉口渴，无发热、呼吸困难、胸闷、心慌、气促等不适，无腹痛、腹泻，一直自行服用阿莫西林，无明显缓解。4 天前出现咳嗽咳痰，自行于家中隔离，精神、饮食、睡眠欠佳，二便正常，体力下降，体重无明显改变。2 月 6 日到赤壁市第二人民医院，胸部 CT 检查提示肺部感染，考虑为病毒性肺炎。2 月 7 日实验室检查：白细胞 $7.26×10^9$/L，中性粒细胞 $5.00×10^9$/L，单核细胞 $1.20×10^9$/L，淋巴细胞计数正常，单核细胞百分比 16.50%，嗜酸性粒细胞百分比 0.30%，血红蛋白 122g/L，降钙素原 0.042ng/mL，血沉 19.0mm/h。2 月 8 日咽拭子、血清新型冠状病毒核酸检测均为阳性。确诊为新冠肺炎。西医予抗病毒（利巴韦林、盐酸阿比多尔）、抗感染（头孢曲松、左氧氟沙星）、化瘀解毒（血必净）、对症支持等治疗。患者否认有高血压病、糖尿病、心脏病、手术史及药物过敏史。既往有胃病、支气管哮喘病史。患者否认近期有疫区相关接触史。

诊断：新型冠状病毒肺炎（普通型）；慢性胃炎；支气管哮喘。

中医治疗

2月14日一诊：经治疗已无咳嗽咳痰，无发热，仅眠差，晨起心悸，舌淡红，苔薄白；复查新型冠状病毒核酸阳性。

处方：党参15g，炒白术15g，陈皮15g，法半夏9g，茯苓30g，酸枣仁15g，炙远志10g，龙眼肉10g，当归10g，黄芪30g，知母10g，木香6g。

2月24日二诊：症状同前。上方继服。

2月27日三诊：睡眠明显改善，晨起无心悸，无其他无症状，舌淡苔薄白，复查新型冠状病毒核酸阳性。上方加贯众10g，徐长卿15g。

后复查新型冠状病毒核酸阴性。

按语：患者经治后症状缓解，仅有眠差、晨起心悸，结合舌象为心脾两虚之象。故予归脾汤加减益气补血，健脾养心。三诊时患者睡眠明显改善，无心悸，新型冠状病毒核酸检测持续阳性。予原方加贯众、徐长卿清热解毒。经治疗患者新型冠状病毒核酸检测阴性。

病案 15

患者贺某，男，54岁。2020年2月4日收住院。

主诉：阵发性咳嗽伴不规则发热4天。

病情简介：患者 4 天前无明显诱因出现阵发性咳嗽，咳白色黏痰，量少，无痰中带血，伴有咽部不适，伴不规则发热，体温波动在 37～38℃，无寒战，无鼻塞、流涕，无心慌、胸闷，无腹痛、腹泻，体力稍有下降，体重无明显改变。未处理。2 月 3 日门诊胸部 CT 检查示双肺病毒性肺炎。实验室检查：白细胞 $4.45×10^9$/L，淋巴细胞计数正常，中性粒细胞百分比 66.34%，淋巴细胞百分比 23.14%，单核细胞百分比 9.74%，红细胞 $4.39×10^{12}$/L，血红蛋白 134g/L，血小板 $154×10^9$/L；C 反应蛋白 39.0mg/L，超敏 C 反应蛋白 >5mg/L；血生化未见明显异常。2 月 7 日新型冠状病毒核酸检测阳性。确诊为新冠肺炎。西医予抗病毒（利巴韦林、盐酸阿比多尔）、抗感染（头孢噻肟、莫西沙星）、祛痰（氨溴索）、对症治疗。既往有高脂血症病史。无药物过敏史及手术外伤史。患者于 1 月 17～18 日滞留武汉。

诊断：新型冠状病毒肺炎（普通型）。

中医治疗

2 月 14 日一诊：咳嗽，无痰，无胸闷、气促，无发热，饮食可，二便可，精神可，舌边尖红，苔薄黄。

处方：北柴胡 15g，炒黄芩 15g，陈皮 15g，茯苓 30g，法半夏 9g，炒枳壳 10g，薏苡仁 30g，炒白术 15g，徐长卿 15g，桔梗 15g，百部 15g，前胡 15g，厚朴 10g，杏仁 10g。

2 月 17 日二诊：患者咳嗽明显减轻，二便可，精神可，舌边尖红，苔薄黄。上方去百部、前胡、杏仁。

按语：该患者经西医对症治疗后，已无发热，但仍有咳嗽，舌边尖红，苔薄黄。乃因柴胡证未解，痰热蕴肺。故予柴芩温胆汤加减，清肺止咳，理气化痰；合薏苡仁、炒白术，健脾利湿消痰；配桔梗、百部、前胡、杏仁，清热化痰止咳；加徐长卿，清热解毒。经过治疗，症状缓解。

病案 16

患者李某，男，68岁。2020年2月5日收住院。

主诉：干咳、发热1天。

病情简介：患者于2020年1月21日从武汉回赤壁。1月29日在门诊查肺部CT示右肺中叶及左肺下叶间质性改变。一直在家中隔离观察。自诉1天前无明显诱因出现干咳，伴反复恶寒、发热，具体体温未测，并感口渴、全身乏力、干呕、厌食，伴头晕，否认头痛、咽痛、鼻塞、流涕、胸闷、心慌等不适，无腹痛、腹泻。2月4日复查肺部CT示左下肺感染，病毒性肺炎不排除。2月6日检查血常规、降钙素原、肝肾功能、血糖、电解质、心梗三项等未见明显异常。新型冠状病毒核酸检测阳性。确诊为新冠肺炎。西医给予抗病毒（利巴韦林、盐酸阿比多尔）、抗感染（头孢噻肟、莫西沙星）、祛痰（氨溴索）、对症治疗。否认特殊疾病史。无药物过敏史及手术外伤史。

诊断：新型冠状病毒肺炎（普通型）。

中医治疗

2月14日一诊：咳嗽，无痰，无发热、咽痛，饮食可，二便正常，精神差，乏力，睡眠差，易醒，舌质淡，苔薄白。

处方：党参15g，陈皮15g，法半夏9g，茯苓30g，炒白术15g，黄芪20g，防风10g，红景天30g，炙紫菀15g，桔梗15g，厚朴 10g，杏仁 10g，炙甘草 5g，茯神 15g，制远志 10g。

2 月 26 日二诊：上方服后已无咳嗽，自诉头晕、眠差，时伴恶心欲呕。上方去紫菀、桔梗，加生姜 10g，姜半夏 9g，桂枝 10g，泽泻 10g。

按语： 患者病后经前期治疗已无发热，仍咳嗽、乏力、精神差、眠差，结合舌脉，辨属肺脾气虚。治以补益肺脾、化痰止咳、宁心安神。方药选用六君子汤合玉屏风汤加味。方中炙紫菀、桔梗、厚朴、杏仁，宣降肺气，化痰止咳；加远志祛痰安神；茯神健脾宁心安神；红景天益气活血通脉。二诊时患者无咳嗽、咳痰，故去紫菀、桔梗；伴恶心欲呕，加生姜，法半夏易为姜半夏，燥湿化痰，降逆止呕；加桂枝、泽泻，温阳利水化饮。

病案 17

患者涂某，男，52 岁。2020 年 1 月 31 日收住院。

主诉： 间断发热伴咳嗽 1 周。

病情简介： 患者 1 周前因照顾其住院父亲，出现发热，伴咳嗽，无明显咳痰及呼吸困难。1 月 24 日胸部 CT 提示：右上肺感染。在赤壁市蒲纺医院治疗，经治疗后症状有所好转，已无发热、咳嗽，精神尚可，饮食、睡眠一般，体力下降，体重无明显改变，大小便可。新型冠状病毒核酸检测阳性，确诊为新冠肺炎，转入赤壁市人民医院治疗。西医给予抗感染（莫西沙星）、抗病毒（阿比多尔口服）、对症治疗。否认高血压、糖尿病病史等特殊病史。无疫区人员接触史。

诊断：新型冠状病毒肺炎（普通型）。

中医治疗

2月14日一诊：无咳嗽、发热，乏力明显，无肌肉酸痛，饮食可，睡眠可，伴心悸，舌质淡，苔白腻。

处方：党参15g，茯苓30g，炒白术15g，薏苡仁30g，桔梗15g，砂仁10g（后下），法半夏9g，黄芪30g，升麻3g，柴胡6g，知母10g，炙甘草10g，红景天30g。

2月21日二诊：自觉乏力，无心悸，无其他症状，舌淡，边有齿痕，苔白腻。上方加藿香15g，佩兰15g。

2月24日三诊：自觉乏力，无心悸，无其他不适，舌淡，边有齿痕，苔白腻较前减轻。上方去薏苡仁。

按语：患者乏力明显，结合舌象，辨属病后脾胃损伤，脾虚湿滞。方予参苓白术散加减，益气健脾；加黄芪、升麻、柴胡、知母，取升陷汤之意，升补宗气；并加红景天益气活血。二诊时无心悸，仍感乏力，且舌淡边有齿痕苔白腻，予原方加藿香、佩兰芳香化湿。三诊时苔腻减轻，乏力缓解，去薏苡仁，继续健脾化湿、升补宗气治疗。

病案18

患者项某，女，53岁。2020年2月4日收住院。

主诉：发热2天。

病情简介：患者于2020年2月3日晚上开始发热，低热，具体体温不详，无咳嗽，无胸闷，纳差，无明显呼吸困难，无腹痛、腹泻，无全身乏力。2月4日在赤壁市第二人民医院行胸部 CT 检查提示右肺感染,不排除病毒性肺炎。2 月 5 日血常规检查:白细胞 4.44×10^9/L,淋巴细胞 1.61×10^9/L,中性粒细胞百分比 55.80%,红细胞 5.97×10^{12}/L,血小板 144.00×10^9/L;超敏 C 反应蛋白 > 5mg/L。新型冠状病毒核酸检测阳性。确诊为新冠肺炎。西医给予抗病毒(利巴韦林、盐酸阿比多尔)、抗感染(头孢曲松、莫西沙星)、对症治疗。否认高血压、心脏病、肺结核、乙肝等特殊病史。否认手术及外伤病史。无药物及食物过敏史。患者儿子于 1 月 8 日由武汉返家。

诊断:新型冠状病毒肺炎(普通型)。

中医治疗

2 月 14 日一诊:现无发热,口干明显,喜热饮,出汗,自觉咽干不适,无乏力,饮食可,睡眠可,舌质红,少津少苔。

处方:沙参 15g,麦冬 30g,白扁豆 20g,桑叶 10g,玉竹 10g,天花粉 15g,太子参 15g,茯苓 30g,煅牡蛎 20g,浙贝母 10g,红景天 30g,桔梗 15g,怀山药 15g。

2 月 20 日二诊:口干缓解,咽干缓解,少许出汗,舌质红,苔薄白。上方去浙贝母。

按语: 此患者发病后发热,燥热损伤肺阴,津液亏损,故口干喜饮。方予沙参麦冬汤清养肺胃,生津润燥;加太子参、怀山药加强益气健脾、生津润肺之功;加茯苓益脾胃,除烦渴;浙贝母、桔梗润肺利咽;牡蛎收敛固涩;红景天益气活血。

病案 19

邹某,男,49 岁。2020 年 2 月 6 日收住院。

主诉：干咳 7 天，发热伴全身乏力 2 天。

病情简介：2020 年 1 月 31 日开始出现咳嗽，干咳无痰。入院前 2 天出现发热，体温 37.4℃，伴全身乏力。入院当天开始腹泻，解黄色稀便 3 次，无呼吸困难，无咽痛、鼻塞、流涕、胸闷、心慌、气促等不适。在家口服阿莫西林及感康治疗，症状无好转。2 月 7 日血常规检查：白细胞 3.39×10⁹/L，中性粒细胞 1.99×10⁹/L，单核细胞百分比 14.70%，淋巴细胞计数正常。新型冠状病毒核酸检测阳性。确诊为新冠肺炎。患者自起病来，精神、饮食、睡眠欠佳，小便正常，体力下降，体重无明显改变。西医予抗病毒（利巴韦林、盐酸阿比多尔）、抗感染（头孢曲松）、化瘀解毒（血必净）、清热解毒（连花清瘟胶囊）等治疗。既往高脂血症病史。患者近期曾与其妹夫（新冠肺炎疑似患者）接触。

诊断：新型冠状病毒肺炎（普通型）；高脂血症。

中医治疗

2 月 18 日一诊：咳嗽痰少，咳白色泡沫痰，夜间尤甚，咽痒即咳，无发热，乏力，腹泻，6～7 次 / 日，饮食差，眠可，口不干，舌淡嫩，苔薄白。

处方：党参 15g，炒白术 15g，茯苓 30g，白扁豆 30g，桔梗 15g，怀山药 15g，僵蚕 10g，蝉蜕 10g，紫菀 15g，陈皮 15g，五味子 15g，干姜 15g，细辛 3g。

二诊：咳嗽减少，痰少，咽痒减轻，大便稀，5～6 次 / 日，饮食可，乏力好转，舌淡嫩，边有齿痕，苔薄白。上方去紫菀、僵蚕、细辛、薏苡仁，加白豆蔻 10g，砂仁 10g（后下），小茴香 15g，补骨脂 15g。

按语: 肺主气,司呼吸,为"气之本";脾主运化,脾虚则运化失常,气血生化乏源,脏腑失养,导致肺更虚。脾虚运化失常,则食谷不化,故食欲欠佳。结合舌脉,故辨证为肺脾气虚证,方予六君子汤加减以健脾益气,取培土生金之意。党参补中益气;炒白术、桔梗、白扁豆健脾化痰;茯苓甘淡,渗湿泄热;陈皮理气散逆;僵蚕化痰散结;蝉蜕利咽开音;怀山药健脾益肺;干姜、细辛、五味子温肺化饮。全方共奏健脾益肺、化痰利咽之功。二诊时咳嗽改善,故可去紫菀、僵蚕等祛风止嗽之品;患者湿邪蕴脾故致腹泻,加白豆蔻、砂仁、小茴香,温中化湿,行气和胃;加补骨脂,温脾止泻。

病案 20

患者周某,男,45岁。2020年2月6日收住院。

主诉: 发热3天。

病情简介: 患者于3天前无明显诱因出现发热,最高体温39.3℃,无咳嗽咳痰,无气促,无恶心、呕吐,无腹胀、腹泻,无心慌、胸闷等不适,到医院门诊就诊,行胸部CT检查。经专家组会诊后,考虑为病毒性肺炎。患者自起病以来,精神、饮食、睡眠尚可,大、小便正常,体重、体力未见明显改变。2月7日血常规检查:白细胞$4.91×10^9$/L,中性粒细胞$2.66×10^9$/L,淋巴细胞$1.33×10^9$/L,中性粒细胞百分比54.20%,淋巴细胞百分比27.10%。2月8日新型冠状病毒核酸检测阳性。确诊为新冠肺炎。西医予抗病毒(利巴韦林、盐酸阿比多尔)、抗感染(头孢曲松)、化瘀解毒(血必净)治疗。既往有高血压病史,长期口服药物（具体药物不详）治疗。2020 年 1 月 23 日从武汉回赤壁。

诊断：新型冠状病毒肺炎（普通型）。

中医治疗

2 月 17 日一诊：大便次数多，每日 3～4 次，不成形，无发热，无咳嗽，乏力，饮食可，舌淡，苔薄白。

处方：党参 20g，炒白术 15g，桔梗 15g，茯苓 30g，薏苡仁 30g，白豆蔻 10g，砂仁 10g（后下），白扁豆 30g，陈皮 15g，莲子 10g，怀山药 15g，炙甘草 5g，炮姜 10g。

按语：该患者高热，经西医规范治疗，予抗病毒（利巴韦林、盐酸阿比多尔）、抗感染（头孢曲松）、化瘀解毒（血必净）治疗，体温虽降，但整体状态欠佳。一诊时患者大便次数多，3～4 次 / 日，不成形，无发热，无咳嗽，乏力，饮食可，舌淡，苔薄白。患者前期发热，西医治以抗感染、退热。抗生素类药物性多寒凉，易伤阳气。"脾为治水之脏"，《素问·至真要大论》云："诸湿肿满，皆属于脾。"脾喜燥恶湿，脾阳不足，运化失司，水湿内停，湿性趋下，易伤下焦，故患者大便次数增多，3～4 次 / 日，不成形。舌淡、苔薄白亦是脾虚湿盛之征象。故临证遣方用以参苓白术散加减，健脾化湿，益气扶正祛邪。其中党参甘平，归肺、脾经，具有健脾补肺、益气养血之效；白术苦温燥，主归脾经，补益脾气；茯苓有甘淡之性，善补后天之本，健脾止泻；山药甘平，既能补三焦（肺、脾、肾）之气，又能固涩止泻；莲子补益脾肾以止泻；薏苡仁、砂仁、白豆蔻、白扁豆化湿开胃，健脾止泻；炮姜温中阳以化湿。全方合用，共奏健脾化湿、益气扶正之功。

病案 21

患者郑某，女，60 岁。2020 年 2 月 5 日收住院。

主诉：阵发性咳嗽半月余。

现病史：半月前患者无明显诱因出现阵发性咳嗽，有痰不易咳出，伴喘息，病初有发热，体温达 38.2℃，无畏寒及寒战，无抽搐，口服药物（具体不详）治疗效果不佳。2 月 5 日在赤壁市某医院行胸部 CT 检查示右肺上叶见一磨玻璃样结节灶，考虑为肺部感染性病变。实验室检查示白细胞 $7.10×10^9$/L，中性粒细胞 $4.65×10^9$/L，淋巴细胞 $1.28×10^9$/L，单核细胞 $0.61×10^9$/L，嗜酸性粒细胞 $0.04×10^9$/L，中性粒细胞百分比 68.40%，淋巴细胞百分比 20.90%，单核细胞百分比 10.00%，嗜酸性粒细胞百分比 0.70%；C 反应蛋白 15.9mg/L，超敏 C 反应蛋白 >5.0mg/L。起病以来患者精神、食纳欠佳，大小便正常，入睡欠佳。2 月 8 日新型冠状病毒核酸检测阳性。确诊为新冠肺炎。西医予抗病毒（盐酸阿比多尔、利巴韦林）、抗感染（头孢曲松）、护胃（奥美拉唑）治疗。既往有高血压病史。该患者女婿确诊为新型冠状病毒肺炎，与其有接触史。

诊断：新型冠状病毒肺炎（普通型）；高血压 1 级（高危）。

中医治疗

2 月 20 日一诊：时伴呼吸困难、心悸，气短，乏力，无咳嗽、咳痰，无发热、上腹部胀闷，无嗳气，无反酸，饮食可，精神差，眠可，大便溏，舌淡暗，苔中根淡黄腻。

处方：黄芪 30g，知母 10g，桔梗 15g，升麻 3g，柴胡 6g，藿香 15g（后下），厚朴 10g，姜半夏 9g，茯苓 30g，炒白术 15g，薏苡仁 30g，白豆蔻 10g，炙甘草 5g。

2月24日二诊：患者心悸、乏力缓解，便溏好转。上方继服。

按语： 四诊合参，该患者辨属湿毒内蕴，宗气亏虚。湿毒困于中焦则脾失健运，升清化浊失司，气机运化不畅，故上腹部胀闷、便溏。患者为老年女性，病久耗气，宗气走息道司呼吸，贯心脉行气血，宗气不足则呼吸不畅、心悸、乏力。故予藿朴夏苓汤合升陷汤加减，芳香化湿，理气健脾，兼补益宗气。

病案 22

患者张某，男，43岁。2020年2月4号收住院。

主诉： 间断发热、咳嗽2天。

病情简介： 患者于2天前无明显诱因出现间断恶寒发热，在家自测体温最高 39.0℃，伴有咳嗽咳痰，痰黏不易咳出，痰少，无胸闷，无喘息气促，无腹痛腹泻，无恶心呕吐，无明显呼吸困难，于2020年2月4日来医院发热门诊就诊。胸部CT检查提示双肺感染性病变，考虑为病毒性肺炎。血常规检查：白细胞、中性粒细胞、淋巴细胞计数正常。遂以"肺部感染"收住院。起病以来，精神、食欲、睡眠可，大小便正常，体力、体重无明显改变。入院后查新冠病毒核酸弱阳性。入院后西医予抗病毒（利巴韦林、盐酸阿比多尔）、抗感染（头孢曲松、莫西沙星）、抗炎（甲泼尼龙）等治疗。既往有胆囊结石病史。患者否认有武汉相关接触史。

诊断：新型冠状病毒肺炎（普通型）。

中医治疗

2月20日一诊：时有咳嗽，咳白黏痰，无发热，无胸闷气短，上腹部时有疼痛，喜温喜按，无反酸，无嗳气，二便正常，无乏力，饮食可，舌淡嫩，苔薄白。

处方：党参15g，陈皮15g，茯苓30g，炒白术15g，法半夏9g，炙紫菀15g，桔梗15g，白芍30g，炮姜5g，厚朴10g，杏仁10g，炙甘草10g。

2月23日二诊：咳嗽好转，痰少，时有气喘，上腹部疼痛好转，夜间感口干，舌质红，苔薄白。上方加贯众10g，徐长卿15g。

2月26日三诊：偶咳，痰少，气喘较前减轻，上腹部疼痛减轻，口干，二便可，眠少，舌淡红，苔中部少苔，有裂纹。上方去炮姜，加芦根15g，沙参15g，麦冬15g。

按语： 本病乃因外邪袭肺，中焦运化失司。故予六君子汤益气健脾，固护中焦，燥湿化痰；同时加桔梗、紫菀宣肺化痰；厚朴、杏仁降气止咳。患者上腹部时有压痛，加入炮姜温中止痛；白芍、炙甘草缓急止痛。二诊时患者咳嗽好转，夜间感口干，加入贯众清热解毒；加徐长卿增祛湿之力。三诊时患者口干，苔中部少苔，有裂纹，为湿毒化燥伤津，故加芦根、沙参、麦冬清热生津。

病案 23

患者宋某，男，58岁。2020年1月31日收住院。

主诉：干咳、发热伴浑身酸痛乏力10天。

病情简介：患者自诉 10 天前干咳，发热，无痰，口渴，无咽痛、鼻塞、流涕、胸闷、心慌等不适，无腹痛、腹泻。为求进一步诊疗来院，外院胸部 CT 检查示肺部感染，病毒性肺炎不排除。门诊以"肺部感染"收入院。患者自起病以来，精神、饮食、睡眠欠佳，二便正常，体力下降，体重无明显改变。实验室检查：白细胞 $2.17×10^9$/L，中性粒细胞 $1.39×10^9$/L，淋巴细胞 $0.68×10^9$/L，单核细胞 $0.07×10^9$/L，平均血小板体积 11.40fL，C 反应蛋白 21.8mg/L，超敏 C 反应蛋白 >5mg/L。新型冠状病毒核酸检测阳性。西医予抗感染（莫西沙星）、抗病毒（阿比多尔口服）等治疗。既往有胆囊结石、腰椎间盘突出症病史。否认武汉返乡人员接触史。

诊断：新型冠状病毒肺炎（普通型）；胆囊结石；腰椎间盘突出症。

中医治疗

2 月 18 日一诊：偶咳，无发热，痰少，咳黄痰，右上腹疼痛，左胸背部胀痛，无嗳气、反酸，饮食可，无乏力，无发热，二便正常，口干，咽干，舌淡暗，苔白腻。

处方：北柴胡 15g，炒枳壳 15g，白芍 30g，川芎 10g，佛手 10g，厚朴 10g，杏仁 10g，桔梗 15g，茯苓 30g，干姜 10g，法半夏 15g，陈皮 15g，炒白术 15g，草果 10g，炙甘草 5g。

2 月 21 日二诊：咳嗽减轻，腰痛，二便正常，口干，咽干，舌淡暗，苔白腻。上方去草果，加怀牛膝 15g，薏苡仁 30g。

按语：一诊时患者偶有咳嗽，痰少，咳黄痰，口干，咽干，右上腹疼痛，左胸背部胀痛，饮食可，二便正常，舌淡暗，苔白腻。辨其病位在肺，与肝、脾密切相关。乃因湿毒犯肺困脾，肝气犯胃碍脾。故予柴胡疏肝散加减，宣畅气机，疏肝和胃，清利湿浊。脾胃居于中焦，中焦受阻，土虚木克，气机郁滞则克脾犯胃，因此患者右上腹疼痛；左胸背部胀痛，乃肝气不疏，犯胃碍脾之表现。故予柴胡疏肝散加减疏肝行气，活血止痛。服药后肝气条达，血脉通畅，痛止而诸症亦除。茯苓、法半夏、陈皮、炙甘草、炒白术合用燥湿健脾化痰，脾气健运则气行湿化，以杜生痰之源。所谓"气顺而痰消"，故又加厚朴、草果加强理气健脾，化湿祛痰之力。二诊时患者咳嗽减轻，腰痛。故于上方去草果；加怀牛膝补益肝肾，引血下行；薏苡仁健脾利水渗湿以收官。

病案 24

患者彭某，女，56 岁。2020 年 2 月 6 日收住院。

主诉：干咳伴乏力 3 天。

病情简介：患者于 3 天前出现咳嗽，为干咳，伴有乏力，食欲减退，恶心，无呕吐、反酸、腹痛、腹泻、头痛、头晕、鼻塞、流涕、胸闷、心慌、气促、呼吸困难等不适，自觉发热，查体温 37℃，为求诊治到医院。门诊以"肺部感染"收入院。起病以来，患者精神、食欲、睡眠欠佳，大小便正常，体力下降，体重无明显变化。2020 年 2 月 6 日胸部 CT 检查示符合病毒性肺炎改变。2 月 7 日血常规检查：白细胞 $3.76×10^9$/L，淋巴细胞 $0.51×10^9$/L，嗜酸性粒细胞 $0.01×10^9$/L，中性粒细胞百分比 75.20%，淋巴细胞百分比 13.60%，单核细胞百分比 10.90%，嗜酸性粒细胞百分比 0.30%。2 月 12 日双肺 CT 平扫：符合病毒性肺炎改变，双肺病灶较前范围稍增大；左乳切除术后改变。新型冠状病毒核酸检测阳性。确诊为新冠肺炎。西医予抗病毒（利巴韦林、盐酸阿比多尔）、抗感染（头孢曲松、莫西沙星）、抗炎（甲强龙）等治疗。患者9年前因左乳腺癌行手术治疗。有肺结核病史5年，自述已治愈。未诉其他病史。患者有与疑似患者接触史。

诊断：新型冠状病毒肺炎；左乳腺癌术后。

中医治疗

一诊：口干，夜尿多，偶咳，干咳，饮食差，乏力，咽不痛，不恶寒，大便正常，无发汗，精神可，舌暗红，苔中根黄腻。

处方：薏苡仁30g，杏仁10g，白豆蔻10g，厚朴10g，通草5g，滑石10g（包煎），法半夏15g，黄芪30g，炒白术15g，桔梗15g，知母10g，甘草5g。

二诊：口干，咽不痛，偶咳，饮食增加，乏力好转，舌暗红，苔中根黄腻较前消退。上方加柴胡15g，炒黄芩15g，青蒿15g，佩兰15g（后下）。

三诊：口干缓解，偶咳，其他症状减轻，舌暗红，苔薄白。

处方：柴胡15g，炒黄芩15g，法半夏9g，陈皮15g，百部15g，白前10g，桔梗15g，炙紫菀15g，前胡15g，薏苡仁30g，杏仁10g，茯苓30g，厚朴10g，生甘草5g，芦根20g。

按语： 患者初诊时自诉口干，夜尿多，干咳，纳差，乏力，结合舌脉象考虑湿热内蕴，故予三仁汤宣畅气机，清利湿热。二诊时患者上症有所缓解，仍有明显口干，考虑湿热较甚，予柴胡、黄芩、青蒿、佩兰加强清利湿热、芳香化湿。三诊时患者症状均已缓解，仍残留咳嗽，舌暗红苔薄白。此时，湿热已除，故方药中加入化痰止咳之品。三诊结束，患者诸症好转。

病案 25

患者骆某，女，69 岁。2020 年 2 月 5 日收住院。

主诉：发热伴咳嗽 1 周。

病情简介：患者于 1 周前接触武汉返乡人员后出现发热，最高体温 38.6℃，伴咳嗽，有痰不易咳出，为白色泡沫痰，量少，无恶寒及寒战，无抽搐。口服药物（具体不详）效不佳，为求诊治来院。2020 年 2 月 5 日双肺 CT 检查示符合病毒性肺炎改变。血常规检查：白细胞 $4.40×10^9$/L，中性粒细胞 64%，淋巴细胞 $27.2×10^9$/L。2 月 8 日新型冠状病毒核酸检测阳性。西医予抗病毒（利巴韦林、干扰素、盐酸阿比多尔）、提高免疫力（胸腺素、百令胶囊）、抗感染（舒普深、莫西沙星、阿奇霉素）、抗炎（甲强龙）、维持水和电解质平衡等治疗。患者起病以来，精神欠佳，食欲一般，大小便正常。既往有糖尿病病史、青霉素过敏史。患者于 2020 年 1 月 22 日与其妻妹一家聚餐。其妻妹之子已确诊新型冠状病毒肺炎，现在医院隔离治疗。其妻子于 1 月 23 日出现间断咳嗽及发热 1 次。

诊断：新型冠状病毒肺炎（普通型）；2 型糖尿病。

中医治疗

2 月 21 日一诊：低热，休温 37.1℃，进食后呃逆，剑突下烧灼感，无反酸，时有乏力，活动后心慌，休息后缓解，食欲可，眠可，口干，大便 4～5 次 / 日，便溏，小便可，舌红无苔。

处方：沙参麦冬汤合生脉饮。

太子参 15g，麦冬 30g，五味子 6g，北沙参 30g，石斛 20g，生地黄 15g，炒白术 15g，白豆蔻 10g，肉桂 10g，甘草 5g。

2月24日二诊：反酸，无剑突下烧灼感，无呃逆，无乏力，大便1次，便溏，纳眠可，舌红无苔。上方加煅瓦楞子。

2月27日三诊：无反酸，无胃灼热，无嗳气，无乏力，大便2日未解，纳眠可，少腹胀。上方加白芍 15g，生白术 30g，当归 10g。

按语： 患者进食后呃逆，剑突下灼烧感，为胃津亏损，胃气不降。活动后心慌，为心阴不足，不能濡养心脉。方中沙参、麦冬清养肺胃；太子参生津复脉；麦冬养阴生津，与太子参相配，更增益气养阴生津之力；五味子敛阴止汗，生津益气，尤善敛聚耗散之真气，以助生脉；加用炒白术、白豆蔻健脾化湿；少佐肉桂补火助阳，引火归原。二诊时仍感反酸，加煅瓦楞抑酸和胃。三诊时反酸症状消失，大便2日未解，考虑为大肠津伤，故予白芍、当归滋阴润燥通便；生白术健脾通腑。

病案 26

患者廖某，男，52岁。2020年2月5日收住院。

主诉：咳嗽20天，发热1天。

病情简介：患者20天前无明显诱因出现咳嗽，干咳，伴头晕、乏力，无发热，否认咽痛、鼻塞、流涕、胸闷、心慌等不适，无腹痛、腹泻，自行在家隔离观察。2月4日起咳嗽症状加重，伴发热，体温 38.4℃，活动后心慌、气促。为求进一步诊疗来医院，胸部 CT 检查示肺部感染，病毒性肺炎不排除。门诊以"肺部感染"收住院。入院后新冠病毒核酸检测阳性。患者自起病起精神、饮食、睡眠欠佳，二便正常，体力下降，体重无明显改变。2 月 19 日 CT 检查示双肺病灶增大。西医予抗病毒（利巴韦林、盐酸阿比多尔）、抗感染（头孢曲松、莫西沙星）治疗。否认特殊病史。否认有疫区及疫区人员接触史。

诊断：新型冠状病毒肺炎（普通型）。

中医治疗

2 月 19 日一诊：咳嗽，痰少白黏，无发热，无气促，饮食可，二便正常，睡眠可，舌淡，苔中根白腻。

处方：蜜麻黄 6g，杏仁 10g，薏苡仁 30g，陈皮 15g，茯苓 30g，法半夏 9g，炙紫菀 15g，厚朴 10g，炒白术 15g，草果 10g，徐长卿 15g，红景天 30g，干姜 5g，炙甘草 5g。

2 月 22 日二诊：咳嗽，痰少，出汗，睡眠可，二便可，舌淡，苔中根白腻。上方去麻黄，加百部。

2 月 25 日三诊：出汗多，偶咳，腰痛，二便正常，眠少，饮食可，舌淡苔白腻。

处方：杏仁 10g，薏苡仁 30g，炙紫菀 15g，陈皮 15g，茯苓 30g，法半夏 9g，厚朴 10g，炒白术 15g，红景天 30g，徐长卿 15g，桂枝 15g，白芍 15g，煅龙骨 20g（先煎），煅牡蛎 20g（先煎），甘草 5g。

2 月 27 日四诊：偶咳，痰少色白，出汗减轻，眠少，二便、饮食正常，舌淡红苔白腻。上方继服。

按语：本患者属风寒湿毒蕴肺，治拟解表祛湿。方选麻杏芷甘汤加减；加二陈汤理气化痰，健脾渗湿；加干姜，既能制半夏之毒，又能协助半夏化痰降逆；紫菀降气止咳；炒白术、厚朴、草果健脾燥湿温中；徐长卿祛风解毒；红景天益气活血，通脉平喘；甘草为佐使，健脾和中，调和诸药。二诊时患者出汗、咳嗽，减麻黄，加百部增强止嗽之功。三诊时出汗多，偶咳，眠少，舌淡苔白腻，考虑营卫失调，故加桂枝、白芍调和营卫；加煅牡蛎、煅龙骨，敛汗潜阳，重镇安神。

病案 27

梁某，女，31 岁。2020 年 2 月 6 日收住院。

主诉：咳嗽、咳痰约 5 天。

病情简介：患者于 2020 年 2 月 1 日出现咳嗽咳痰，无咽痛、鼻塞、流涕、胸闷、心慌、气促等不适，无腹痛、腹泻。肺部 CT 检查提示肺部感染。服用"连花清瘟胶囊"上述症状无好转，咳嗽咳痰有所加重。2 月 6 日来医院复查 CT 检查提示肺部感染加重，门诊以"肺部感染"收住院。2 月 8 日新冠病毒核酸检测阳性。诊断为新型冠状病毒肺炎。西医予抗病毒（利巴韦林、盐酸阿比多尔）、抗感染（头孢曲松、莫西沙星）、化瘀解毒（血必净）等治疗。患者自起病以来精神、饮食、睡眠欠佳，二便正常，体力、体重无明显改变。患者否认有高血压、糖尿病、心脏病、手术史及药物过敏史。有武汉疫区人员接触史。

诊断：新型冠状病毒肺炎（普通型）。

中医治疗

2月27日一诊：时有咳嗽，口苦咽干，无发热，无乏力，饮食、睡眠可，二便正常，舌边尖红，苔黄腻。

处方：柴胡15g，炒黄芩9g，法半夏9g，陈皮15g，茯苓30g，枳壳10g，竹茹10g，炒白术15g，炒苍术15g，厚朴10g，薏苡仁30g，白豆蔻10g，徐长卿10g，炙紫菀15g，红景天30g，杏仁10g，炙甘草5g。

3月1日二诊：咳嗽减少，痰少，便溏，每日4～5次，无口苦，口干缓解，饮食可，眠可，舌淡红，苔白腻。上方去柴胡、炒黄芩、竹茹、枳壳，加砂仁20g（后下），党参15g，干姜5g。

按语： 一诊时患者咳嗽、咽干苦、舌边尖红、苔黄腻，有柴胡证，予柴芩温胆汤加减，清热燥湿，理气化痰，和胃利胆；加入炒白术、炒苍术、厚朴、薏苡仁、白豆蔻增强健脾化湿之力；徐长卿化湿解毒；红景天益气活血通脉。二诊时患者咳嗽、咳痰减轻，出现便溏症状，舌淡红，苔白腻，故于上方去柴、芩等药，加入砂仁温中化湿；加党参、干姜取理中汤之意。

病案 28

患者李某，女，10岁。2020年2月2日收住院。

主诉：咳嗽、发热5天。

病情简介：患者于5天前无明显诱因出现咳嗽，时有少许白痰，伴发热，体温最高40℃，解黄色稀便（具体次数不详），无呼吸困难，无恶心、呕吐，无腹部不适，无胸闷、心悸。到医院就诊，查血常规：白细胞 5.54×10⁹/L，淋巴细胞计数正常。予相关药物（具体不详）治疗后上述症状无改善。2月2日到赤壁市人民医院就诊，查胸部CT示左肺感染，考虑病毒性肺炎可能。血常规检查：白细胞 4.4×10⁹/L，淋巴细胞计数正常，C反应蛋白 36.9mg/L，超敏C反应蛋白＞5mg/L。经专家组会诊，考虑为病毒性肺炎疑似病例，门诊以"肺部感染"收住院。患者自起病以来精神、食欲差，小便正常，解黄色稀便（具体次数不详），体力不佳，体重未见明显改变。入院后新型冠状病毒核酸检测阳性。西医予抗感染（头孢哌酮钠舒巴坦钠、阿奇霉素）、抗病毒（阿糖腺苷）、对症支持等治疗。既往体健。否认有药物过敏史。预防接种史不详。否认近期有武汉地区居住史及武汉相关地区人员接触史。

诊断：新型冠状病毒肺炎（普通型）。

中医治疗

2月15日一诊：咳嗽，乏力，无发热，无咽痛，饮食少，大便可，小便可，口干，舌边尖红，苔中根白腻。

处方：小柴胡汤合止嗽散加减。

柴胡5g，炒黄芩5g，法半夏3g，陈皮5g，前胡5g，百部5g，蜜紫菀5g，桔梗5g，茯苓10g，炒麦芽10g，党参10g，炒白术5g，甘草3g。

2月18日二诊：咳嗽减少，乏力，口干缓解，饮食少，无发热，无咽痛，大便可，小便可，舌边尖红，苔中根白腻。上方去百部，加薏苡仁10g，杏仁5g。

2月22日三诊：偶咳，乏力、口干缓解，饮食增加，无发热，无咽痛，大便可，小便可，舌淡红，苔薄白。上方去柴胡、黄芩、杏仁。

按语： 一诊时患者咳嗽，乏力，无发热，无咽痛，饮食可，大便干，小便可，口干，舌边尖红，苔中根白腻。考虑邪入少阳，予小柴胡汤和解少阳；患者咳嗽，加止嗽散以宣肺祛风止咳；患者乏力，饮食少，苔中根白腻，为脾虚湿蕴证，故加党参、白术、麦芽以健脾益气。二诊时加薏苡仁、杏仁宣畅气机，清利湿热。三诊时咳嗽、口干缓解，苔腻消退，予六君子汤加味健脾益气。

病案 29

患者李某，女，71岁。2020年2月14日收住院。

主诉：咳嗽3天，发热1天。

病情简介：患者3天前无明显诱因出现阵发性咳嗽，干咳，无痰，无喘息，无呼吸困难。2月13日出现发热，体温达37.5℃，无畏寒及寒战，无抽搐，未处理。2月14日来医院发热门诊行胸部CT检查"符合病毒性的肺炎表现"后收住入院。起病以来患者精神、食纳欠佳，大小便正常，入睡欠佳，体力、体重无变化。2月15日血常规检查：白细胞$7.06×10^9$/L，淋巴细胞$0.85×10^9$/L，C反应蛋白35.5mg/L，超敏C反应蛋白>5mg/L。咽拭子新型冠状病毒核酸检测阳性。西医予抗病毒（利巴韦林、盐酸阿比多尔）、抗感染（头孢曲松、莫西沙星）、祛痰（氨溴索）、化瘀解毒（血必净）治疗。自诉既往测量血压偏高，未规律治疗。否认冠心病、糖尿病病史。否认过敏史。患者一儿媳确诊新冠肺炎，有接触史。

诊断：新型冠状病毒肺炎（普通型）；高血压3级（极高危）。

中医治疗

2月16日一诊：咳嗽，咽痛，咽痒即咳，胸部不适，下午恶寒，无发热，饮食可，大便干，舌淡红，苔白腻。实验室检查：白细胞 $9.71×10^9$/L。CT检查示右下肺感染。

处方：炙麻黄6g，杏仁10g，薏苡仁30g，蝉蜕10g，牛蒡子15g，瓜蒌皮15g，厚朴10g，贯众10g，徐长卿10g，射干10g，桔梗15g，陈皮15g，甘草5g。

2月19日二诊：无咽痛，咽部不适，偶尔咳嗽，腹部胀闷，大便正常，舌淡红，苔白腻。上方去麻黄、蝉蜕、牛蒡子、射干，加川芎10g，佛手10g，枳壳15g，红景天30g。

2月22日三诊：上腹部胀闷不适，嗳气，呃逆，无咳嗽，饮食少，心情抑郁，舌淡红，苔薄白。

处方：柴胡15g，白芍15g，川芎10g，佛手10g，厚朴10g，杏仁10g，公丁香10g，天台乌药10g，薏苡仁30g，炒鸡内金15g（后下），红景天30g，炒神曲15g，炒麦芽15g，甘草5g。

2月25日四诊：上腹部不适好转，精神欠佳，四肢乏力，无咳嗽，无痰，无发热，舌淡红，苔薄白。

处方：黄芪30g，党参15g，陈皮15g，茯苓30g，姜半夏9g，炒白术15g，厚朴10g，杏仁10g，红景天30g，炙甘草5g。

按语： 一诊时，患者可见咳嗽、咽痛、胸部不适、恶寒、大便干等症，结合舌脉象，为风湿毒蕴肺，予麻杏苡甘汤加味。患者咳嗽、咽痛，病在上焦，予蝉蜕、射干、牛蒡子、桔梗等止咳化痰利咽之品对症治疗。二诊时，患者已无咽痛，咳嗽缓解，故在上方中减麻黄、蝉蜕、射干等药物。患者腹胀、心情抑郁，加川芎、佛手、枳壳疏肝理气；红景天益气活血。三诊时，患者仍感上腹部胀闷不适，饮食少，其余诸症缓解。考虑肝气郁结，横逆犯胃，故加四逆散疏肝理气；加厚朴、杏仁、公丁香降气；炒神曲、炒麦芽等健脾消食。四诊时，患者感腹胀、嗳气缓解，精神欠佳，四肢乏力。正气耗伤，故见上述气虚诸症，以黄芪六君子汤健脾益气，人体正气充足，则病自愈。

病案 30

患者黎某，男，75 岁。2020 年 2 月 1 日收住院。

主诉：发热伴咳嗽 4 天。

病情简介：患者因 4 天前发热伴咳嗽，在门诊行肺部 CT 检查提示病毒性肺炎的可能性大，转入蒲纺医院住院治疗。给予对症处理，复查 CT 考虑病毒性肺炎（较前有进展），遂转入我院。入院新型冠状病毒核酸检测阳性，诊断为新型冠状病毒肺炎（危重型）、高血压 2 级（高危）、低钾血症、慢性前列腺炎、支气管扩张症、肺气肿。西医予抗感染（先后用过头孢哌酮舒巴坦钠、亚胺培南、莫西沙星）、抗病毒（利巴韦林、阿比多尔）、抗炎（甲强龙）、化瘀解毒（血必净）等治疗。患者自起病以来精神、睡眠、饮食欠佳，大小便正常，体力有所下降。既往有高血压、慢性前列腺炎、支气管扩张症、肺气肿病史。2014 年行甲状腺切除术。患者否认有武汉等疫区相关接触史。

诊断：新型冠状病毒肺炎（危重型）；高血压 2 级（高危）；低钾血症；慢性前列腺炎；支气管扩张症；肺气肿。

中医治疗

2月17日一诊：乏力明显，精神倦怠，畏寒，四末欠温，纳差，气喘，上腹胀，胸闷，多梦，口干喜热饮，无发热、咳嗽，舌质淡胖，边有齿痕，苔中根白腻，脉沉细。

处方：附片15g，干姜15g，细辛3g，桂枝15g，茯苓30g，炒白术15g，厚朴10g，杏仁10g，肉桂15g，炒鸡内金15g（后下），炒麦芽20g，黄柏10g，砂仁10g（后下），生龙骨20g（先煎），生牡蛎20g（先煎），炙甘草10g。

2月20日二诊：乏力、精神倦怠稍好转，畏寒，四末欠温，饮食增加，气喘、上腹胀好转，胸闷，多梦，无发热、咳嗽，舌质淡胖，边有齿痕，苔中根白腻，脉沉细。上方继服。

按语：患者久病，湿毒袭肺，加之使用大量抗生素和清热解毒药物，损伤阳气。"少阴之为病，但欲寐，脉微细"，结合四诊，患者少阴证脉症俱在。故予四逆汤，温补肾阳；加苓桂术甘汤温化寒饮。患者眠差、多梦，为虚火上扰心神，故合潜阳封髓丹加肉桂，引火归原；龙骨、牡蛎滋阴潜阳安神。饮食差，加鸡内金、炒麦芽健脾消食。二诊时患者症状好转，遂嘱上方继服。

病案 31

患者靳某，男，37岁。2020年2月4日收住院。

主诉：干咳、全身酸痛5天。

病情简介：患者于5天前无明显诱因出现干咳不适，无痰，伴全身酸痛，无发热，口服"布洛芬"治疗2天，全身酸痛缓解。近2天，时感胸闷，下午畏寒，无发热、纳差，无明显呼吸困难。2月4日来医院门诊就诊，门诊胸部CT检查提示左肺下叶感染性病变，病毒性肺炎不排除。新冠病毒核酸检测阳性。诊断为新型冠状病毒肺炎（普通型）。西医予抗病毒（利巴韦林、炎琥宁、盐酸阿比多尔）、抗感染（头孢曲松、左氧氟沙星）等治疗。患者起病以来精神、食欲、睡眠可，大小便正常，体力、体重无明显改变。既往体健，无药物过敏史及手术外伤史。患者否认有武汉相关接触史。

诊断：新型冠状病毒肺炎（普通型）。

中医治疗

2月20日一诊：晨起喉间有痰，质白黏，量少，偶咳，无气喘、胸闷，饮食可，二便正常，睡眠一般，无乏力，舌边尖红，苔白腻。

处方：柴芩温胆汤加减。

柴胡15g，炒黄芩15g，法半夏9g，陈皮15g，茯苓30g，炒枳壳15g，芦根20g，桔梗15g，薏苡仁30g，厚朴10g，杏仁10g，党参10g，甘草5g。

2月23日二诊：无咳嗽，咳少许白色黏痰，无气喘、胸闷，饮食可，二便正常，睡眠一般，无乏力，舌淡红，苔薄白。

处方：六君子汤加味。

党参10g，法半夏9g，陈皮15g，茯苓30g，炒白术15g，桔梗15g，薏苡仁30g，厚朴10g，杏仁10g，甘草5g。

按语：该患者经西医对症治疗后，仍有咳嗽，结合四诊考虑邪伏少阳，痰热内蕴。予柴芩温胆汤加减，以和解少阳、清肺止咳、理气化痰；合芦根清热化痰而不伤阴；薏苡仁、炒白术、党参培土生金，健脾化痰；厚朴、杏仁化痰止咳。二诊时症状好转，故以六君子汤培土生金、健脾化痰善后。

病案 32

患者黄某，男，56 岁。2020 年 2 月 4 日收住院。

主诉：干咳 5 天。

病情简介：患者于 5 天前无明显诱因出现干咳不适，呈阵发性咳嗽，以夜间为重，无痰，无咽痒咽痛，无发热，纳差，无胸闷，无畏寒，无明显呼吸困难，于 2 月 4 日来医院发热门诊就诊。门诊胸部 CT 检查提示病毒性肺炎，遂以"病毒性肺炎"收住院。患者起病以来精神、食欲、睡眠可，大小便正常，体力、体重无明显改变。2 月 6 日血常规检查：白细胞 4.30×10^9/L，中性粒细胞 2.61×10^9/L，淋巴细胞 1.12×10^9/L，单核细胞 0.55×10^9/L，淋巴细胞百分比 26.00%，单核细胞百分比 12.80%。新型冠状病毒核酸检测阳性。西医予抗病毒（利巴韦林、炎琥宁、盐酸阿比多尔）、抗感染（头孢曲松、左氧氟沙星）、止咳化痰（氨溴索）及对症治疗。既往有高血压病史 11 年，口服硝苯地平缓释片，早晨 2 粒，血压控制稳定。否认心脏病、肺结核、乙肝等病史。否认手术史及外伤病史。否认药物及食物过敏史。否认有疫区相关接触史。

诊断：新型冠状病毒肺炎（普通型）；高血压 2 级（高危）；2 型糖尿病。

中医治疗

2 月 20 日一诊：咳嗽明显，时有咳痰，咳少许白黏痰，汗出夜间为甚，无乏力，精神可，饮食可，二便正常，舌淡红，苔薄白。

处方：茯苓 30g，陈皮 15g，法半夏 9g，炙甘草 5g，炙紫菀 15g，百部 10g，桔梗 10g，煅龙骨 20g（先煎），煅牡蛎 20g（先煎），杏仁 10g，厚朴 10g，前胡 10g，红景天 30g，甘草 3g。

2 月 23 日二诊：诸症好转。上方继服。

2 月 26 日三诊：咳嗽减少，痰少，咽中不适，如有物梗，二便正常，少许出汗，口干喜热饮，舌淡苔白腻。上方加桂枝 10g，炒白术 15g。

按语：该患者经西医规范治疗，未见明显好转。患者以咳嗽为主，偶有白痰，一诊方药为二陈汤加止嗽散以化痰、止咳，再佐以煅龙骨、煅牡蛎收敛止汗。二诊时患者诸症好转，故嘱原方继服。三诊时患者舌苔白腻、口干喜热饮，为寒湿内蕴，遂加桂枝、炒白术，取苓桂术甘汤之意以温化寒饮。

病案 33

患者黄某，女，61 岁。2020 年 1 月 31 日收住院。

主诉：咳嗽伴发热、胸闷 3 天。

病情简介：患者于 3 天前出现咳嗽伴发热、胸闷，体温最高 39℃，咳少许白色黏痰，无腹泻。自服退热药及板蓝根冲剂后体温有所下降，但是未达到正常，1 月 31 日来医院就诊。门诊查胸部 CT 提示双肺病毒性肺炎可能。血常规检查：白细胞 $2.9×10^9$/L，中性粒细胞百分比 68.1%，淋巴细胞正常。病毒性肺炎不能排除，遂收住院治疗。患者起病以来精神欠佳，饮食、睡眠欠佳，体力下降，体重无明显改变，大小便正常。新型冠状病毒核酸检测阳性。诊断为新型冠状病毒肺炎。西医予抗感染（莫西沙星、头孢曲松）、抗病毒（盐酸阿比多尔、利巴韦林）等治疗。患者 1988 年曾行结扎手术；有痔疮病史。否认有武汉等疫区相关接触史。

诊断：新型冠状病毒肺炎（普通型）；中度贫血。

中医治疗

2 月 18 日一诊：乏力，精神差，低热 37.2℃，口苦，饮食可，大便每日 2 次，便溏，无畏寒，无咳嗽、咳痰，舌尖红，苔薄白，脉弦细。

处方：柴胡 24g，炒黄芩 15g，法半夏 9g，党参 15g，干姜 10g，大枣 10g，炒白术 15g，葛根 30g，茯苓 30g，陈皮 15g，黄芪 30g，炙甘草 5g，红景天 30g，知母 10g，青蒿 10g。

2 月 21 日二诊：无发热，乏力好转，无咳嗽、咳痰，无恶心、呕吐，无恶寒发热，大便后鲜血滴出，精神可，纳可，眠可。

处方：党参 15g，茯苓 30g，炒白术 15g，桔梗 15g，砂仁 10g（后下），薏苡仁 30g，红景天 30g，地榆炭 15g，槐花 10g，侧柏叶 15g，莲子 10g，怀山药 15g，甘草 5g，鸡内金 15g（后下），炒神曲 15g。

按语：一诊时患者感邪数日，发热，口苦，脉弦，为邪入少阳；兼便溏、乏力、精神困乏，为脾气虚弱。方用小柴胡汤和解表里，舒畅少阳枢机；加理中汤温中健脾；黄芪扶助正气，俾正气旺盛，则邪无内陷之机；辅以红景天益气活血；知母防止黄芪之燥性；青蒿清热解毒。二诊时已无发热，乏力好转，大便成形，故于一诊方去小柴胡汤、青蒿、红景天等，加入莲子、薏苡仁、山药健脾除湿；鸡内金、神曲和胃消食。因患者素有痔疮，现便后出血，故加地榆炭、槐花、侧柏叶清热止血。

病案 34

患者洪某，男，68岁。2020年2月5日收住院。

主诉：发热伴阵发性咳嗽2天。

病情简介：患者2天前无明显诱因出现发热，最高体温38.3℃，伴有阵发性咳嗽，有痰不易咳出，为白色泡沫痰，较黏稠，无特殊气味，量不多，无畏寒及寒战，无抽搐，口服药物（阿莫西林，具体用量不详）效不佳。2月5日来医院就诊，胸部CT检查提示左肺部感染，考虑"病毒性肺炎"后收住入院。患者起病以来精神、食纳尚可，大小便正常，入睡欠佳。2月6日血常规检查：白细胞$5.49×10^9$/L，中性粒细胞$3.62×10^9$/L，中性粒细胞百分比65.9%，血红蛋白126g/L，血小板$130×10^9$/L，嗜酸性粒细胞$0.01×10^9$/L。新型冠状病毒核酸检测阳性。确诊为新冠肺炎。西医予抗病毒（利巴韦林、盐酸阿比多尔）、抗感染（头孢曲松、莫西沙星、左氧氟沙星）、化瘀解毒（血必净）等治疗。既往有甲减病史多年，长期口服优甲乐控制。有疫区接触史（从武汉回赤壁）。

诊断：新型冠状病毒肺炎（普通型）。

中医治疗

2月15日一诊：下午发热，体温39.4℃，食欲差，恶心，无咳嗽，痰黏不易咳出，咽中异物感，乏力，气喘，小便有絮状物，舌边尖红，苔薄白。

处方：柴胡 24g，炒黄芩 15g，党参 15g，生姜 10g，法半夏 15g，生石膏 30g（先煎），炒白术 15g，厚朴 10g，薏苡仁 30g，杏仁 10g，桔梗 15g，炒麦芽 15g，炒鸡内金 15g（后下），甘草 5g。

2 月 18 日二诊：无发热，呼吸困难好转，食欲改善，偶有恶心，咽中异物感，小便好转，乏力好转，舌边尖红，苔薄白。

处方：柴胡 15g，炒黄芩 15g，党参 10g，生姜 10g，法半夏 15g，厚朴 10g，桔梗 15g，苏梗 10g，茯苓 30g，黄芪 30g，红景天 30g，炒白术 15g，炙甘草 10g，炒麦芽 15g。

2 月 21 日三诊：精神差，乏力，轻微恶心，偶干咳，呼吸困难好转，排尿不畅，大便正常，未见舌脉。

处方：党参 15g，茯苓 30g，桔梗 15g，薏苡仁 30g，砂仁 10g（后下），黄芪 30g，红景天 30g，猪苓 20g，炒白术 15g，益智 15g，厚朴 10g，姜半夏 9g，生姜 10g，甘草 5g。

2 月 27 日四诊：剑突下时胀时痛，排尿缓解，无嗳气，无反酸，无咳嗽，饮冷热均可，乏力好转。上方加杏仁 10g，川芎 10g，佛手 10g，乌药 10g。

按语：该患者经西医对症治疗后，默默不欲饮食，呕而发热，乃因邪犯少阳，故予小柴胡汤合加生石膏和解少阳兼清热；加杏仁、桔梗化痰；加白术、厚朴、薏苡仁补气健脾祛湿。患者食欲差，加炒麦芽、鸡内金健胃消食。二诊时患者已无发热，故去石膏；偶有恶心，乃柴胡证未解，兼肺脾气虚，加黄芪补气；加红景天益气活血，通脉平喘；加苏梗理气宽中。三诊时患者以乏力为主症，脾虚湿盛，予参苓白术散益气健脾；加益智安神益智；加入半夏、厚朴燥湿健脾；患者小便不畅，加入猪苓利水渗湿；黄芪补气；红景天益气活血，通脉平喘。四诊时患者剑突下时胀时痛，加杏仁降气；加川芎、佛手、乌药行气除胀。

病案 35

患者任某，男，48岁。2020年2月9日收住院。

主诉：不规律发热1周，干咳、乏力3天。

病情简介：患者1周前由外地经武汉回赤壁后出现间断发热，最高体温39℃，服用退热药（吲哚美辛胶囊）后体温可恢复正常。热起时伴畏寒、寒战、汗出，偶有咳嗽，干咳无痰，纳差乏力，二便基本正常。经肺部CT检查提示病毒性肺炎可能。咽拭子新型冠状病毒核酸检测阳性。予抗病毒（利巴韦林、盐酸阿比多尔）、抗感染（头孢哌酮舒巴坦）及对症治疗。既往体健。1周前有武汉旅居史。

诊断：新型冠状病毒肺炎（普通型）。

中医治疗

2月16日一诊：发热、恶寒、寒战，汗出，偶有咳嗽，干咳无痰，纳差乏力，二便基本正常，舌淡苔薄白，边有齿痕。

处方：麻黄8g，杏仁10g，薏苡仁30g，炒白术15g，柴胡24g，炒黄芩10g，法半夏10g，党参15g，生麦芽30g，炒鸡内金15g（后下），青蒿10g，徐长卿10g，甘草10g，槟榔10g，草果10g。

2月19日二诊：服药后体温已恢复正常，精神改善，偶有咽痒、咳嗽，无胸闷，大便正常，舌淡苔薄白。

处方：杏仁10g，薏苡仁30g，炒白术15g，茯苓15g，柴胡 18g，炒黄芩 10g，法半夏 9g，怀山药 15g，生麦芽 30g，炒鸡内金 15g（后下），青蒿 10g，徐长卿 10g，甘草 10g，北沙参 15g，炒白扁豆 15g。

2月22日三诊：体温正常，咳嗽不明显，精神可，无胸闷，大便正常，舌淡苔薄白。复查胸部 CT 提示双肺病灶有所吸收。

处方：杏仁 10g，薏苡仁 30g，炙甘草 5g，柴胡 15g，炒黄芩 10g，陈皮 10g，茯苓 15g，法半夏 9g，党参 20g，三七粉 6g（冲服），红景天 20g，地龙 10g，炒白术 15g，生姜 10g。

按语： 本案初起以午后发热，伴有恶寒、汗出、胸膈烦闷为主要特点，兼有纳差、便溏，舌淡红胖大，边有齿痕，苔薄白，脉濡细。湖北地区冬季阴冷潮湿，加之冬春时令交接，江汉平原季风盛行，风、寒、湿三邪相合，侵袭肌表，营卫失和，故发表证，出现汗出、畏寒、身困酸楚等症状。《金匮要略·痉湿暍病脉证》云："病者一身尽疼，发热，日晡所剧者，名风湿。此病伤于汗出当风，或久伤取冷所致也。"湿邪重浊，同气相招，客于脾胃，脾湿健运，故见纳差、便溏。湿性黏滞，易阻滞气机，气机升降失司，胸阳不振，则胸中烦闷。舌淡红胖大，边有齿痕，苔薄白，脉濡细，符合风湿辨证特点。邪气在表，宜辛温发散；湿滞中焦，则分消走泄，疏动气机。方选麻杏苡甘汤合小柴胡汤。麻杏苡甘汤出自《金匮要略》，由麻黄、炙甘草、薏苡仁、杏仁四味药物组成，具有发汗解表、祛风除湿的功效。因湿性黏滞，易伤脾土，内外相招，阻碍气机，故加青蒿、槟榔、草果。青蒿苦辛而寒，其气芳香，善解少阳、厥阴之伏热，为治湿温疫疬要药；槟榔能消能磨，除伏邪，为疏利之药，又除瘴气；草果辛烈气雄，除盘踞伏邪。三药合用，能够分消皮里膜外之湿邪。徐长卿具有祛湿解毒之功效，为新冠肺炎初期抗病毒之特效药，故加用之。

二诊之时，表邪已解，但湿性黏滞，不易速去，患者仍有湿滞三焦表现。湿邪客于上焦，则肺气郁闭，咳嗽频频；湿滞中焦，则纳差、便溏；湿停下焦，膀胱失司，则小便清长；湿郁肌肤，则汗出脘痞。故此时宜宣畅三焦气机，分消走泄，气行则湿化，继续给予小柴胡汤分消走泄，畅达气机；脾虚湿滞，故应健脾，加用参苓白术散以健脾渗湿。

三诊之时，患者诸症已平，但胸部 CT 检查仍有明显的病灶，这也是这次新冠肺炎的特点。推其原因，为疫毒损伤肺络，以至瘀血、毒邪、痰浊等有形病理产物客于肺络，临床中虽无明显之证候可辨，但仍需治疗。我们尝试运用既往治疗肺纤维化的经验方——云药"七龙天"，在临床中收到明显效果。

病案 36

患者肖某，男，31 岁。2020 年 2 月 9 日收住院。

主诉：发热 3 天。

病情简介：患者 1 周前无明显诱因出现发热，体温最高 39.1℃。胸部 CT 检查示双肺多发性渗出灶。咽拭子新型冠状病毒核酸检测阳性。入院后给予抗病毒（利巴韦林、盐酸阿比多尔）、抗感染（头孢曲松、莫西沙星）及对症支持治疗。经抗感染治疗 5 天后体温已恢复正常，无畏寒、咳嗽、胸闷症状，感前额部头痛。2 月 16 日胸部 CT 复查示右中上肺病灶较前进展；血常规检查：白细胞数 $4.61×10^9$/L，淋巴细胞 $1.50×10^9$/L，C

反应蛋白 5.9mg/L。既往体健。其姐为新冠疑似患者，有密切接触史。

诊断：新型冠状病毒肺炎（普通型）。

中医治疗

2 月 16 日一诊：前额部头痛，有自汗、盗汗现象，精神倦怠，咳嗽不显，咳少许白色黏痰，易咳出，不思饮食，睡眠尚可，二便正常。

处方：黄芪 20g，炒白术 15g，防风 10g，白芷 10g，陈皮10g，茯苓 15g，法半夏 10g，柴胡 18g，炒黄芩 10g，杏仁 10g，桃仁 6g，百部 12g，炙紫菀 15g，红景天 20g，地龙 10g，三七粉 6g（冲服），炙甘草 5g。

2 月 19 日二诊：头痛已基本消失，汗出亦减少，食欲改善，精神可，睡眠正常，二便正常，舌淡苔薄白。

处方：黄芪 20g，炒白术 15g，防风 10g，陈皮 10g，茯苓15g，法半夏 10g，柴胡 18g，炒黄芩 10g，杏仁 10g，桃仁 6g，百部 12g，炙紫菀 15g，红景天 20g，地龙 10g，三七粉 6g（冲服），炙甘草 5g，仙鹤草 15g。

2 月 22 日三诊：体温正常，咳嗽不明显，精神可，无胸闷，大便正常，舌淡苔薄白。复查胸部 CT 示双肺病灶有所吸收，但吸收不明显。

处方：杏仁 10g，薏苡仁 30g，炙甘草 5g，柴胡 15g，炒黄芩 10g，陈皮 10g，茯苓 15g，法半夏 9g，党参 20g，三七粉 6g（冲服），红景天 20g，地龙 10g，炒白术 15g，生姜 10g。

2 月 25 日复查胸部 CT 示双肺病灶已大部分吸收。咽拭子新型冠状病毒核酸检测阴性。经专家组审核后予以办理出院手续。

按语：本案患者为新型冠状病毒肺炎轻型患者，中医介入时距发病已十余天，发热、咳嗽等典型症状已退，临证可见自汗、盗汗、头痛、精神疲倦、舌尖边偏红、舌尖瘦等肺脾亏虚，气阴两伤之征象。患者正值壮年，受疫疠邪气侵袭，病程已久，邪气已衰，但正气亦伤。肺气不足，肌表疏松，表虚不固，腠理开泄而导致自汗。卫气虚弱，余邪留恋，郁久化热。邪留郁在少阳，扰及表里，故三阳证并见，为外感兼内伤。《景岳全书·汗证》指出："自汗、盗汗亦各有阴阳之证，不得谓自汗必属阳虚，盗汗必属阴虚也。"治疗以玉屏风散固表止汗以治本；小柴胡汤和解少阳，调和营卫以治标。标本兼治，相得益彰，故能奏效。继用六君子汤加红景天、三七、地龙，健运脾胃，益气活血，以培补肺脾、畅达肺络，善后调理。

病案 37

患者谢某，男，68 岁。2020 年 2 月 5 日收住院。

主诉：发热、咳嗽 5 天。

病情简介：患者 5 天前无明显诱因出现发热、畏寒、咳嗽。胸部 CT 检查示双肺多发性磨玻璃病变，考虑"病毒性肺炎"收入住院。咽拭子新型冠状病毒核酸检测阳性。入院后给予抗病毒及对症支持治疗后现胸闷、气短，干咳为甚，无痰，无发热、畏寒，胸痛，心悸，汗出，饮食偏少，二便正常，舌体偏瘦，舌色微青，苔薄白。血常规检查：白细胞 6.31×10^9/L，淋巴细胞 0.27×10^9/L，血小板 137×10^9/L。既往有高血压、冠心病病史。发病前有疫区接触史。

诊断：新型冠状病毒肺炎（普通型）；高血压；冠心病。

中医治疗

2月16日一诊：胸闷气短，干咳为甚，无痰，无发热、畏寒，胸痛，心悸，汗出，饮食偏少，二便正常，舌体偏瘦，舌色微青，苔薄白。

处方：麻黄6g，杏仁10g，薏苡仁30g，炒苍术15g，百部10g，炙紫菀15g，薤白15g，陈皮15g，厚朴10g，红景天30g，黄芪20g，知母10g，炙甘草5g，干姜10g。

2月20日二诊：胸闷、气短、干咳有所减轻，活动后汗出，饮食有所增加，二便正常，舌淡苔薄白。

处方：麻黄6g，杏仁10g，薏苡仁30g，炒苍术15g，百部10g，炙紫菀15g，薤白15g，陈皮15g，厚朴10g，红景天30g，黄芪20g，知母10g，炙甘草5g，干姜10g，仙鹤草15g。

2月26日咳嗽已消失，活动后稍感胸闷、气短，余平稳。予上方10余剂加减，调理诸症。

按语： 本例患者以胸闷、气短为主要表现，时有干咳症状，结合舌、脉征象，主要是寒湿阴邪凝滞胸中，造成胸中阳气不得通达，气机阻滞上逆所致。湿邪困脾日久，脾失健运，则不思饮食、便溏；中气下陷，则面色少华、气短症状纷现。湿性重浊，阻碍气机升降；湿与寒合，易聚液成痰饮，损伤人体阳气，以致阴寒内生，即《金匮要略》若所谓"阳微阴弦"。湿遏脾阳，则脾失健运，不思饮食，中气下陷，则出现头昏不清、身体困倦、乏力。湿性黏滞，常导致病情缠绵难愈。本病虽发病日久，但究其病因，仍为郁于肌表之寒湿未完全祛除。故当先解表，方选麻杏苡甘汤。麻杏苡甘汤见于《金匮要略·痉湿暍病脉证》，其谓："病者一身尽疼，发热，日晡所剧者，此名风湿。此病伤于汗出当风，或久伤取冷所致也，可与麻黄杏仁薏苡甘草汤。"高学山在《高注金匮要略》中曰："甘草属土，为内主脾胃，外主肌肉之药，以之为君，盖欲其由脾胃以达肌肉之意。薏苡甘温，善燥中土，且趁甘草浮缓之性，则能从下从里，而熏蒸其湿于在上在表也。杏仁通利肺窍，以引其机，为薏甘熏蒸之接应。麻黄发越毛孔，以开滞郁之障，譬之驱贼。薏甘为内室之传呼，杏仁为中途之援引，麻黄直开大门以发其去路耳。"合用枳实薤白半夏汤以开胸涤痰，通阳散结。二诊之时，邪实已衰其大半，正虚之象越发凸显，故加用仙鹤草、红景天补虚固表敛汗；黄芪知母汤补脾益肺，升阳举陷。

病案 38

患者郑某，女，62岁。2020年2月13日收住院。

主诉：发热、咳嗽3天。

病情简介：患者5天前无明显诱因出现发热、畏寒、咳嗽症状。经胸部CT检查及咽拭子核酸检测，确诊为新冠肺炎。入院后给予抗病毒及对症支持治疗后体温正常。1周后再次出现发热，最高体温37.6℃，发热时感耳部烘热，双太阳穴处疼痛，双下肢微汗出，口干、口苦，舌淡微青，苔白稍腻。复查血常规正常。既往体健。其伴侣为新冠肺炎确诊病例。

诊断：新型冠状病毒肺炎（普通型）。

中医治疗

2月26日一诊：发热时感耳部烘热，双太阳穴处疼痛，双下肢微汗出，口干口苦，饮食偏少，夜间眠差，舌淡微青，苔白稍腻。

处方：柴胡24g，炒黄芩15g，党参15g，法半夏9g，生龙骨30g（先煎），生牡蛎20g（先煎），生姜10g，大枣10g，炙甘草5g，牡丹皮10g，焦栀子10g，白芍10g，炙甘草5g，干姜10g。

2月29日二诊：服药次日体温已正常，仍感口干、口苦，纳差，不思饮食，夜间眠差，舌淡苔薄白。

处方：柴胡15g，炒黄芩10g，党参20g，法半夏9g，生姜10g，大枣10g，生龙骨20g（先煎），生牡蛎30g（先煎），仙鹤草30g，红景天20g，三七粉6g（冲服），炙甘草5g，地骨皮12g，桑白皮15g，炒扁豆15g。

按语：本例患者体温正常1周再次发热，复查胸部CT双肺病变已明显吸收，以午后、夜间低热为主要症状。依据六经辨证，患者有耳部烘热、头侧胀痛、口干、口苦等少阳证表现。患者感染疫戾之气后，正气不足，邪气客于少阳，枢机不利，气滞少阳经脉，故热复1周而再次发热，伴烘热、头痛、口干苦。其病机为疫毒袭肺，湿郁三焦，少阳枢机不利，正邪交争于表里之间，邪胜则恶寒，正胜则发热，邪正交争，互有胜负，故见恶寒发热时作，休作有时；邪犯少阳，经气不利，肝胆疏泄失常，故见头昏、胸闷、口干等，方用小柴胡汤加减。

病案 39

患者包某，男，45 岁。2020 年 2 月 6 日 7∶30 由"120"急诊收入院。

主诉：发热、头痛、乏力 10 天，咳嗽、咳痰 1 天。

病史情况：患者于 1 月 27 日出现发热，体温 38.5℃，伴头痛、畏寒、乏力、全身肌肉酸痛，自服"阿莫西林、风寒感冒冲剂、藿香正气胶囊、抗病毒颗粒"，症状无改善。1 月 30 日自测体温 38.5℃，未就诊。2 月 5 日上述症状加重，并出现咳嗽，咳少量黄色脓痰，量 5～10mL，伴活动后气促、胸闷，无咳血，无心悸、胸痛，无腹痛、腹胀，无胃灼热、反酸、嗳气、呃逆，无恶心、呕吐，无头晕、头痛，无眩晕、视物旋转，无耳鸣，无肢体功能障碍。新型冠状病毒核酸检测阳性。给予洛匹那韦利托那韦片 2 片，每日 2 次；注射用重组人干扰素 α 1b 60μg，每日 2 次。经抗病毒治疗，症状改善不明显，中医介入治疗。患者 2005 年曾行"肛周脓肿"手术。曾自驾到昭通，有疫源地接触史。

诊断：新型冠状病毒肺炎（普通型）；低蛋白血症；白细胞减少；细胞免疫缺陷。

2 月 6 日一诊：发热，体温 37.7℃，咳嗽，咳少许黄色黏痰，伴有胸闷、气喘、乏力、口苦，舌质淡红，苔黄腻。

处方：柴胡 15g，黄芩 6g，人参 20g，法半夏 10g，甘草 5g，生姜 10g，大枣 10g，黄连 6g，瓜蒌 10g，厚朴 10g。

2 月 10 日二诊：体温正常，无发热，口苦好转，喘促缓解，咳嗽无痰，胸闷，乏力，夜间出汗，醒后不止，解大便无力，大便成形，纳差，舌质淡红，苔黄腻。

处方：桂枝10g，干姜10g，麻黄5g，陈皮10g，桔梗10g，大枣10g，细辛5g，茯苓30g，百部15g，款冬花10g，桑白皮10g，五味子10g，甘草5g。

2月18日三诊：咳嗽、喘促、胸闷、出汗好转，仍感纳差、乏力，舌质淡红，苔薄白。方予补中益气汤去当归，加建曲、薏苡仁。

2月13日、15日两次咽拭子新冠病毒核酸检测阴性。2月25日出院。

按语：该患者为湿热闭肺，遏阻三焦，出现发热、咳嗽、咳少许黄色稠痰，伴有胸闷、气喘、乏力、口苦、苔黄腻，予小柴胡汤和解少阳，扶正祛邪；合小陷胸汤宽胸散结，清化痰热。服后发热、口苦、喘促缓解，但出现夜间出汗，醒后不止，解大便无力。湿为阴邪，易伤阳气，故现夜间汗出、解大便无力。二诊时给予桂甘姜枣细辛汤后症状缓解；因患者仍有痰热，故加茯苓、百部、款冬花、桑白皮、五味子止咳化痰。三诊时正气受损，故予补中益气汤加建曲、薏苡仁治疗。

病案40

患者沈某，女，54岁。2020年10月29日收住院。

主诉：发现新冠病毒核酸检测结果阳性1天。

病情简介：患者于2020年10月28日从缅甸仰光回国，经昆明机场海关行咽拭子新冠病毒核酸检测结果为阳性，收入院。

无头晕、头痛、乏力，无流清涕、鼻塞，发热，咳嗽，咳痰，无腹痛、腹泻、恶心、呕吐、嗅觉减退、味觉减退，无尿频、尿急、尿痛等不适症状。实验室检查：白细胞 $4.55×10^9$/L，中性粒细胞百分比 55.2%，淋巴细胞百分比 33.8%，单核细胞百分比 7.9%。CD_3^+ 绝对计数 1205/μL，CD_4^+ 绝对计数 713/μL，CD_8^+ 绝对计数 480/μL，CD_4/CD_8 值为 1.48。胸部 CT 检查示左肺上叶胸膜下小结节影。西医予阿比多尔、干扰素雾化联合抗病毒治疗。既往体健。患者自 2018 年 2 月至 2020 年 10 月 28 日在缅甸工作；缅甸有新冠疫情发生，但否认接触新冠病毒感染者。

诊断：新型冠状病毒肺炎（普通型）。

中医治疗

10 月 30 日一诊：患者便溏，每日 3～4 次，乏力，纳差，无咳嗽、咳痰、发热、鼻塞、流涕等症，舌淡，有齿痕，苔薄白，脉濡细。

处方：人参 6g，茯苓 10g，莲子肉 8g，桔梗 10g，白扁豆 10g，薏苡仁 20g，山药 20g，蚕沙 10g（包煎），苍术 10g，砂仁 10g（后下）。

11 月 8 日二诊：患者自诉解 3 次大便，稀溏，口淡不欲饮，畏寒，舌淡，有齿痕，苔白，脉沉细。

处方：淡附片 12g，人参 10g，干姜 8g，白术 10g，甘草 10g。

11 月 13 日三诊：患者自诉大便已成形，畏寒好转，口淡，舌淡有齿痕，苔薄白。上方继用。

11 月 29 日四诊：患者自诉畏寒好转，口淡，偶有口干，舌淡，有齿痕，苔薄白质润。

处方：人参 6g，茯苓 10g，莲子肉 8g，桔梗 6g，白扁豆 10g，薏苡仁 20g，山药 20g，蚕沙 10g（包煎），苍术 10g，砂仁 10g（后下）。

按语：本案以消化道症状为主，如乏力、纳差、便溏，齿痕舌，脉濡细，乃因脾虚湿盛所致。《金匮要略·痉湿暍病脉证》曰："中湿者，亦必先有内湿而后感外湿。"外感寒湿之邪，内外相因，损伤脾阳，寒湿更甚。根据"虚人伤寒建其中"，故一诊时寒湿不甚，给予参苓白术散健脾益气。二诊时寒湿明显，故予附子理中汤温中散寒，健脾化湿。前人云："千寒易除，一湿难祛；湿性黏滞，如油入面。"三诊时患者寒邪已除，湿邪未尽，继续健脾除湿，方予参苓白术散加蚕沙、苍术。蚕沙可除湿化浊毒。苍术可"治痰湿留饮"（《本草纲目》）。经治疗 1 个月后，症状消失，复查胸部 CT 示肺部病灶吸收，咽拭子、大便新冠病毒核酸检测阴性后出院。

病案 41

患者张某，男，27 岁。2020 年 12 月 25 日收住院。

主诉：复查新冠病毒核酸阳性 1 天。

病情简介：患者于 2020 年 9 月 29 日入境。海关行新冠核酸检测后，咽拭子新冠病毒核酸检测阳性，诊断为新型冠状病毒无症状感染者。后于定点医疗机构治疗 56 天，经 3 次核酸检测阴性后于 11 月 26 日出院，继续到当地酒店隔离 14 天。12 月 9 日复查咽拭子新冠病毒核酸阴性后解除隔离。12 月 11 日，患者乘飞机返回昆明后单独隔离 14 天，于 12 月 23 日解除隔离。

12月25日到当地医院行咽拭子新冠病毒核酸检测阳性，为进一步隔离治疗，由门诊以"新型冠状病毒感染"收入院。病程中患者无头晕、头痛，无乏力，无流清涕、鼻塞，无发热、咳嗽，无咳痰，无腹痛、腹泻，无尿频、尿急、尿痛等不适症状。不建议特殊处理。实验室检查：白细胞计数 8.82×10^9/L，中性粒细胞计数 5.52×10^9/L，淋巴细胞计数 2.55×10^9/L，CD_3^+ 绝对计数 2354/μL，CD_4^+ 绝对计数 1417/μL，CD_8^+ 绝对计数 1053/μL，总胆固醇 6.34mmol/L，低密度脂蛋白 4.08mmol/L，尿酸 476μmol/L。胸部 CT 检查提示左肺上叶尖后段胸膜下磨玻璃结节影，炎性改变。既往体健。患者于 2020 年 1 月入境菲律宾，在马尼拉工作。马尼拉有新冠疫情，患者否认接触新冠病毒感染者。

诊断：新型冠状病毒肺炎（普通型复阳）；高脂血症；高尿酸血症。

中医治疗

12月25日一诊：腹胀，纳差，反酸，嗳气，大便稀溏，舌红，舌中裂痕，脉濡。

处方：黄芪15g，党参10g，白术10g，陈皮10g，贯众10g，金荞麦10g，土茯苓10g，金银花10g，连翘10g，桔梗10g，桃仁10g，牡丹皮10g，甘草5g。

12月31日二诊：腹胀、纳差、反酸、嗳气明显缓解，仍感乏力，大便成形，睡眠、饮食、小便正常，舌红苔薄质润。继续予上方巩固。

2021年1月3日三诊：乏力，腹胀、纳差、反酸、嗳气好转，饮食、二便正常，舌红苔薄白，脉细。

处方：黄芪20g，党参10g，白术10g，知母3g，升麻6g，陈皮 10g，柴胡 6g。

按语：湿邪的重要特性为"湿性黏滞"，表现在症状上为黏腻不爽、迁延难愈、缠绵复发。本案复阳病案，病程为 3 个月以上，经治疗后复查 4 次新冠病毒核酸检测阴性，时隔近 1 个月复查再次阳性。脾为太阴湿土，湿邪为地气所化生，为至阴之邪，易与脾土相应，阻遏气机，脾气运化无力，出现腹胀、纳差、反酸、嗳气、便溏。《医门法律·风湿论》曰："脾为湿邪浸淫而重滞。"湿邪蕴内日久，易与气血相搏，化饮成痰，血行不畅而成瘀，痰瘀互结而成毒，故舌红、舌中裂纹。《素问·汤液醪醴论》曰："去菀陈莝。"一诊时予黄芪、党参、白术健脾益气；金荞麦、贯众、金银花、连翘清肺解毒；土茯苓除湿化浊解毒；桃仁、牡丹皮活血化瘀。全方共奏补益肺脾之气、清肺化湿解毒之功。二诊时症状缓解，继续给予原方巩固。三诊时湿毒尽退，予补中益气汤扶正，谨防湿邪纠缠留恋不去。叶天士《温热论》有云："恐炉烟虽熄，灰中有火也，须细察精详。"患者新冠病毒核酸检测阴性后隔离观察半个月，后院外随访 3 个月，均为阴性。

病案 42

患者杨某，男，71 岁。2020 年 2 月 6 日收住院。

主诉：腹泻 6 天，咳嗽、咳痰、胸闷 3 天，加重伴畏寒、呼吸困难半天。

病情简介：患者 6 天前出现腹泻，3～6 次／日，为水样便，纳差，食欲减退，否认腹痛、恶心、呕吐、反酸、嗳气。3 天前出现阵发性咳嗽，咳黄色脓痰，无异味，胸闷，活动后喘促，予止泻、止咳对症治疗（具体用药不详），无效。半天前出现畏寒、呼吸困难。2月6日昆明市疾控中心咽拭子新冠病毒核酸检测结果回报阳性，由"120"送至我院。血气分析：二氧化碳分压27mmHg，氧分压76mmHg，乳酸2.6mmol/L，二氧化碳总量19.9mmol/L，实际碳酸氢盐19.0mmol/L，全血剩余碱–3.8mmol/L。尿液分析＋尿沉渣定量：葡萄糖（＋），酮体（＋），隐血（＋＋＋）。血沉95mm/h。血细胞分析：白细胞10.88×10⁹/L，中性粒细胞9.68×10⁹/L，淋巴细胞0.95×10⁹/L，血红蛋白161.00g/L，血小板211.00×10⁹/L；C反应蛋白106.0mg/L，降钙素原0.29ng/mL。血生化检查：白蛋白29.9g/L，直接胆红素7.9μmol/L，谷草转氨酶63U/L，碱性磷酸酶37U/L，前白蛋白78mg/L，肌酸激酶407.1U/L，葡萄糖16.6mmol/L。甲状腺功能检查：血清游离三碘甲状腺原氨酸4.643pg/mL，血清游离甲状腺素18.27pg/mL，甲状腺球蛋白抗体192.9U/mL。电解质检查：钠134.1mmol/L，氯94.4mmol/L，钾3.17mmol/L。胸部CT检查示双肺可见弥漫片絮、索条影，密度不均，边界不清，临近胸膜粘连，病灶以外带明显；心影增大，双侧胸膜局限性增厚、粘连。心电图检查提示房颤。西医予接触隔离、呼吸道隔离、重症监护、氧疗（无创呼吸机，氧浓度50%～70%）、抗病毒（洛匹那韦利托那韦片、注射用重组人干扰素α1b、盐酸阿比多尔片）、抗感染（莫西沙星、利奈唑胺）、增强免疫力（丙种球蛋白）、抗炎（甲强龙）、清热解毒（血必净）、纠正低蛋白血症（人血白蛋白），以及降糖、降压、纠正电解质紊乱等对症治疗。

既往史：既往有2型糖尿病、高血压、类风湿关节炎、桥本甲状腺炎、前列腺增生症。

流行病学史：经武汉到缅甸旅游。

诊断：新型冠状病毒肺炎（危重型）；急性呼吸衰竭；细菌性肺炎；高血压3级（极高危）；高血压心脏病；病毒性心肌炎；心房纤颤；糖尿病酮症酸中毒；肾损害；低蛋白血症；电解质代谢紊乱；肝损害；呼吸性碱中毒合并代谢性酸中毒；类风湿关节炎；前列腺增生症；桥本甲状腺炎。

中医治疗

2月7日一诊：呼吸困难，咳嗽，咳痰黄稠，胸闷，乏力，身痛，口渴思饮，纳呆，大便稀溏，睡眠差，舌红而干，苔少色黄，脉数。

处方：石膏20g（先煎），知母15g，粳米20g，麦冬15g，红景天20g，人参10g，五味子6g，黄芪20g，桔梗10g，柴胡10g，甘草5g。

2月10日二诊：憋喘明显减轻，咳嗽、胸闷、乏力、肌肉酸痛等症状缓解，仍口渴，精神、食欲及睡眠改善，大便正常。

处方：北沙参15g，人参10g，麦冬10g，五味子5g，芦根10g，生地黄20g，黄芪15g，金银花10g，大枣5g，桂枝5g，甘草10g。

2月13日三诊：口渴明显减轻，咳喘已止，大便正常，精神、睡眠正常，食欲稍差，舌淡紫，苔白腻，舌尖及中部较厚，脉弦。

处方：人参10g，丹参10g，陈皮10g，茯苓10g，法半夏10g，枳壳5g，竹茹5g，郁金5g，白豆蔻5g，薏苡仁10g，芦根10g，黄芪10g，甘草5g。

2月17日四诊：口已不渴，饮食正常，舌淡红，苔薄白，脉弦。

处方：黄芪20g，党参15g，陈皮10g，白术10g，柴胡5g，升麻5g，知母5g，神曲10g，桔梗5g，鸡内金10g（后下），焦山楂10g，甘草5g。

按语：本案为老年患者，有糖尿病、高血压等基础疾病，病情进展快。入院时出现呼吸衰竭，并有肝酶升高、尿蛋白阳性、心肌炎等多器官损害表现。故立即予无创机械通气、抗病毒、糖皮质激素、免疫球蛋白等治疗。根据患者发热、喘憋、咳嗽、痰黄、口渴、精神疲乏、舌红而干、苔黄等表现，知其病位在肺，病机为疫毒闭肺，邪毒伤津耗气。《温病条辨》曰："太阴温病，脉浮洪、舌黄、渴甚、大汗、面赤、恶热者，辛凉重剂白虎汤主之。"本案气分热炽，然气阴已伤，故以白虎加人参汤合生脉饮加味，既清热毒，又生津益气。用药后热势得以顿挫，虽未用开宣肺气之品，肺闭自开，咳喘减轻。然二诊时症见口渴仍重，舌红干无苔。此乃热盛津伤，血稠行迟，故以养阴生津益气为治，用生脉饮加生地黄、芦根以生阴津；加黄芪益气；金银花扫余毒；少加桂枝以振心阳、通血脉。三诊时津液来复，口和苔润，食欲稍差，舌淡紫，舌尖及中部苔白腻，为脾虚痰瘀之象，故改用加参温胆汤治疗，后以补中益气汤收功。

病案 43

患者毕某，女，51岁。2020年1月31日收住院。

主诉：咽痛 5 天，伴发热 2 天。

病情简介：患者自 2020 年 1 月 26 日起出现咽痛，自服"连花清瘟胶囊、黄连上清丸、阿奇霉素"后症状缓解不明显。1 月 30 日凌晨 2 点自觉畏寒、流涕，自测体温 38.5℃，未治疗体温自行下降。1 月 31 日到昆明市第三人民医院就诊，胸部 CT 检查示右肺下叶少许渗出灶。1 月 31 日昆明市疾控中心咽拭子标本的新型冠状病毒核酸检测阳性。2 月 1 日血常规检查：白细胞 3.05×10^9/L，淋巴细胞 0.77×10^9/L，CD_3^+ 绝对计数 610/μL，CD_4^+ 绝对计数 318/μL，CD_8^+ 绝对计数 286/μL。西医给予抗病毒治疗（洛匹那韦利托那韦片、重组人干扰素）及抗感染治疗（盐酸莫西沙星）。既往体健。患者曾到过武汉，有疫区接触史。

诊断：新型冠状病毒肺炎（普通型）；细胞免疫缺陷；白细胞减少。

2 月 1 日一诊：发热，体温 38.2℃，口干欲饮，咽干口苦，乏力，烦躁，饮食、二便、睡眠正常，舌质淡红，苔薄白腻泛黄。

处方：柴胡 20g，黄芩 6g，人参 10g，甘草 5g，生姜 10g，大枣 10g，芦根 10g，桔梗 10g，薏苡仁 30g，白豆蔻 10g。

2 月 7 日二诊：体温正常，烦躁缓解，仍咽干、口干、乏力，睡眠、饮食、二便正常，舌质淡红，苔薄白腻。上方柴胡减量，加用黄连。

处方：柴胡 15g，黄芩 6g，人参 10g，甘草 5g，生姜 10g，大枣 10g，芦根 10g，桔梗 10g，薏苡仁 30g，白豆蔻 10g，厚朴 6g，黄连 3g。

2 月 13 日三诊：烦躁、乏力好转，口干，睡眠、饮食、二便正常，舌淡尖红，苔薄白。患者症状好转，予扶正祛邪。

处方：柴胡 15g，黄芩 6g，人参 10g，甘草 5g，芦根 10g，金银花 10g。

后复查胸部 CT 示肺部病灶吸收好转，咽拭子新冠病毒核酸检测阴性后出院。

按语： 该患者感邪四五日，外邪侵犯少阳经府，累及三焦膜原，枢机不利，出现发热、口干欲饮、咽干、口苦、乏力、烦躁，为小柴胡汤证。桔梗苦辛平，可宣利上焦肺气、利咽。芦根甘寒，功可生津止渴、除烦。白豆蔻芳香化湿，行气宽中，畅中焦之脾气。薏苡仁甘淡性寒，渗湿利水而健脾，使湿热从下焦而去。全方分利三焦，和解少阳。二诊时发热已退，烦躁缓解，仍咽干、口干、乏力，守小柴胡汤，柴胡减量，加用少量黄连、厚朴，取连朴饮之清热燥湿、理气化湿意。三诊时余邪尚未完全清除，继续予小柴胡汤加金银花、芦根扶正祛邪。

病案 44

患者杜某，女，39 岁。2020 年 2 月 1 日收住院。

主诉：发热、头痛、咽痛、流涕 5 天。

病情简介：患者于 1 月 26 日无诱因出现发热，体温最高 37.8℃，头痛，咽痛，流涕，否认全身酸痛及嗅觉、味觉异常，否认心悸、胸闷、胸痛、呼吸困难，否认腹痛、腹泻、恶心、呕吐。1 月 30 日在昆明市第三人民医院留观，胸部 CT 检查示右上肺外带可见少片状影。1 月 31 日昆明市疾控中心新冠病毒核酸检测结果回报阳性，收住入院。实验室检查：白细

胞 $2.48×10^9$/L，淋巴细胞 $0.95×10^9$/L，CD_3^+ 绝对计数 755/μL，CD_4^+ 绝对计数 447/μL，CD_8^+ 绝对计数 266/μL。西医给予抗病毒治疗（洛匹那韦利托那韦片、注射用重组人干扰素）及抗感染治疗（盐酸莫西沙星）。既往体健。患者经由武汉到昆明旅游，有疫区接触史。

诊断：新型冠状病毒肺炎（普通型）；白细胞减少；细胞免疫缺陷。

中医治疗

2月1日一诊：发热，体温 37.8℃，咽干痛，咳嗽，口苦，流涕，头痛，乏力，饮食、二便、睡眠正常，舌淡尖红，苔白润。

处方：柴胡 15g，黄芩 6g，人参 10g，甘草 5g，生姜 10g，大枣 10g，白芷 10g，桂枝 6g。

2月7日二诊：热退，咽痛、咳嗽、流涕、头痛好转，咽干，口苦，乏力，味觉减退，饮食、二便、睡眠正常，舌质淡红有齿痕，苔白腻。表证已解，邪犯少阳，宜去辛温解表药，和解少阳，清利湿邪。

处方：柴胡 15g，黄芩 6g，人参 10g，法半夏 10g，甘草 5g，生姜 10g，大枣 10g，薏苡仁 20g，白豆蔻 20g。

2月12日三诊：疲乏无力，纳差，睡眠、二便正常，舌质淡红有齿痕，苔薄白。脾气受损，宜建运中气，以黄芪建中汤化裁。

处方：黄芪 15g，白术 6g，人参 10g，陈皮 10g，甘草 5g，生姜 10g，大枣 10g，建曲 10g，薏苡仁 20g。

后 2 次新冠病毒核酸检测阴性，胸部 CT 检查示肺部病灶吸收，治愈出院。

按语： 该患者因疫气外侵，邪犯肺卫，涉及三焦，枢机不利，故发热、咽干痛、咳嗽、口苦、乏力，为小柴胡汤证；流涕、头痛，舌尖红苔白润，为寒邪束表。方以小柴胡汤和解少阳；加白芷、桂枝辛温解表。二诊时热退，咽痛、咳嗽、流涕、头痛好转，仍咽干、口苦、乏力，味觉减退，苔白腻。表邪已解，湿邪阻遏气机，枢机不利。予小柴胡汤柴胡减量，加白豆蔻、薏苡仁，行气化湿，疏利三焦。三诊时患者外邪已清，脾气虚弱，予黄芪建中汤加减益气健脾渗湿收官。

病案 45

患者杜某，男，73岁。2020年2月1日12时50分收住院。

主诉：咽干1天。

病情简介：患者自2020年1月31日起出现咽干，无发热、乏力、咳嗽、咳痰、胸闷、呼吸困难。无全身酸痛、乏力、腹泻、腹胀、恶心、呕吐等。1月31日昆明市疾控中心新冠病毒核酸检测结果回报阳性，考虑"新型冠状病毒性肺炎"，于2月1日由"120"送至昆明市第三人民医院，收住入院。2月1日胸部CT检查示右中叶可见斑片状磨玻璃影。血常规检查：白细胞3.06×10^9/L，淋巴细胞0.77×10^9/L。T淋巴细胞CD_3^+绝对计数569/μL，CD_4^+绝对计数366/μL，CD_8^+绝对计数195/μL。空腹血糖13.6mmol/L。西医予抗病毒治疗（洛匹那韦利托那韦片、注射用重组人干扰素）及抗感染治疗（盐酸莫西沙星）。既往有2型糖尿病史6年，长期口服"达美康60mg，2次/日"。患者有新冠肺炎患者密切接触史。

诊断：新型冠状病毒肺炎（普通型）；2型糖尿病；白细胞减少；细胞免疫低下。

中医治疗

2月1日一诊：口干欲饮，咽干，口苦，乏力，纳差，二便正常，舌质暗红，苔白干泛黄。

处方：柴胡15g，黄芩6g，人参10g，法半夏6g，甘草5g，大枣10g，麦冬8g，生地黄10g，知母3g，芦根10g，丹参8g，桔梗10g。

2月7日二诊：口苦缓解，口干欲饮，乏力，饮食、二便正常，舌质暗红，苔白糙。

处方：柴胡5g，南沙参15g，甘草5g，生姜10g，大枣10g，黄连3g，厚朴5g，佩兰10g（后下），石菖蒲10g，郁金5g，芦根15g，枇杷叶10g，薄荷5g（后下），淡竹叶5g，薏苡仁10g。

2月13日三诊：口干好转，乏力，纳差，二便、睡眠正常，舌淡红，苔薄白。

处方：人参10g，茯苓6g，甘草5g，大枣10g，薏苡仁10g，山药20g。

按语：本案患者素有糖尿病，症见口干欲饮、咽干、口苦、乏力、纳差、舌质暗红、苔白干泛黄，乃因阴津亏耗，邪犯少阳，气机不化，瘀热互结。方予小柴胡汤扶正祛邪，和解少阳；合玉女煎去石膏、牛膝，加芦根、桔梗生津止渴；加丹参活血化瘀。全方共奏和解少阳、生津止渴、活血祛瘀之功。二诊时口苦好转，仍口干，苔白燥，予小柴胡汤加郁金、南沙参行气

解郁，生津止渴；合王氏连朴饮燥湿行气化浊。少阳调和，气
行热退，津液乃生，则诸症自消。三诊时脾气受损，予平补剂
四君子汤健脾补气。后 2 次新冠病毒核酸检测阴性，胸部 CT 检
查示肺部病灶吸收，治愈出院。该患者院外继续予四君子汤化
裁健脾祛湿，扶正祛邪。院外随访 6 个月，复查新冠病毒核酸
持续阴性。

病案 46

患者李某，男，56 岁。2020 年 1 月 29 日收住院。

主诉：发热、全身酸痛 2 天。

病情简介：患者自 2020 年 1 月 27 日起出现发热，体温最
高 37.8℃，全身酸痛，咽干，口苦，乏力，纳差，否认鼻塞、
流涕、咳嗽、咳痰、胸闷、呼吸困难，否认腹泻、恶心、呕吐
等。1 月 28 日昆明市第三人民医院胸部 CT 检查示双肺多发斑
片状磨玻璃影，右肺明显。1 月 29 日查咽拭子标本的新型冠状
病毒核酸检测阳性，收住入院。血常规检查：白细胞 4.39×10^9/L，
淋巴细胞 1.15×10^9/L。T 淋巴细胞 CD_3^+ 绝对计数 708/μL，CD_4^+
绝对计数 412/μL，CD_8^+ 绝对计数 211/μL。西医予抗病毒（洛匹
那韦利托那韦片、盐酸阿比多尔片、重组人干扰素）、抗感染
（盐酸莫西沙星注射液）治疗。既往有高尿酸血症、甲状腺功能
减退症。患者曾经由武汉到昆明旅游，有新冠肺炎患者密切接
触史。

诊断：新型冠状病毒肺炎（普通型）；细胞免疫缺陷。

中医治疗

2月2日一诊：发热，体温37.5℃，全身酸痛，咽干，口苦，乏力，纳差，二便正常，舌尖红，有齿痕，苔白腻泛黄质润。

处方：柴胡20g，黄芩6g，人参20g，法半夏10g，甘草5g，生姜10g，大枣10g，金银花10g，板蓝根10g，桔梗10g，淡豆豉10g，牛蒡子10g，薏苡仁20g，白豆蔻10g。

2月8日二诊：发热、全身酸痛好转，仍有口苦、咽干、乏力、纳差，二便正常，舌质淡红，有齿痕，苔白腻泛黄。

处方：柴胡15g，人参20g，法半夏10g，甘草5g，生姜10g，大枣10g，炒鸡内金10g（后下），建曲10g，芦根10g，桔梗10g，薏苡仁20g，白豆蔻10g，通草10g，厚朴10g。

2月14日三诊：口苦、咽干好转，仍有乏力、纳差，二便、睡眠正常，舌淡，有齿痕，苔薄白。

处方：人参20g，甘草5g，生姜10g，大枣10g，薏苡仁20g，茯苓10g，山药20g。

按语：该患者平素脾气不足，复感疫气，少阳、太阳经受侵，故发热、热势不扬、全身酸痛、咽干、口苦、乏力、纳差、舌淡红有齿痕、苔白腻质润。宜和解少阳，辛凉解表，行气利湿。二诊时经辛凉解表后表证已解，故去银翘散，仍口苦、咽干、乏力、纳差、舌质淡红有齿痕、苔白腻泛黄，为邪郁三焦，枢机不利。继续和解少阳，健脾利湿。脾健则湿去，湿去则气机宣畅，三焦功能运行正常，则诸症自消。三诊时乏力、纳差，乃因湿邪已除，脾气不足，湿性黏滞，故予四君子汤健脾益气。后复查双肺CT示病灶吸收，连续2次新冠病毒核酸检测阴性，病愈出院。

病案 47

患者李某，女，48 岁。2020 年 2 月 6 日收住院。

主诉：干咳 4 天。

病情简介：患者于 2 月 2 日出现干咳，无痰，否认鼻塞、流涕、胸闷、呼吸困难，否认腹泻、恶心、呕吐等。2 月 6 日昆明市第三人民医院新冠病毒核酸检测结果阳性，胸部 CT 检查示右肺上叶及左肺下叶小斑片状密度增高影，收住入院。血常规检查：白细胞 $4.1×10^9$/L，淋巴细胞 $1.64×10^9$/L。T 淋巴免疫细胞 CD_3^+ 绝对计数 1358/μL，CD_4^+ 绝对计数 939/μL，CD_8^+ 绝对计数 417/μL。西医给予抗病毒治疗（利巴韦林、盐酸阿比多尔）及氧疗。既往有高血压病史 3 年，口服氨氯地平控制血压。患者经由武汉到昆明旅游，有新冠肺炎患者接触史。

诊断：新型冠状病毒肺炎（普通型）；高血压 2 级（中危）。

中医治疗

2 月 7 日一诊：干咳，咽干，口苦，乏力，饮食、二便正常，舌质淡红，苔白润。

处方：柴胡 20g，人参 10g，法半夏 10g，甘草 5g，生姜 10g，大枣 10g，桔梗 10g，厚朴 10g。

2 月 13 日二诊：干咳，胸闷、口苦好转，咽干，乏力，饮食、二便正常，舌质淡红，苔白。

处方：柴胡 15g，黄芩 6g，人参 20g，法半夏 10g，甘草 5g，生姜 6g，大枣 10g。

2 月 19 三诊：咽干好转，饮食、二便、睡眠正常，舌淡红，苔薄黄。

处方：柴胡 10g，黄芩 6g，人参 10g，法半夏 6g，甘草 5g，大枣 10g。

按语： 该患者乃因邪犯少阳，少阳不和，则咽干、口苦、乏力；肺气失宣则干咳不止、胸闷。方予小柴胡汤和解少阳；加桔梗宣肺止咳。二诊时咳嗽、胸闷、口苦缓解，仍感咽干，为少阳郁而化火所致，故继续予小柴胡汤清热解郁、和解少阳。三诊时咽干缓解，苔黄，继续予小柴胡汤扶正祛邪。后复查胸部 CT 示肺部病灶吸收，2 次咽拭子新冠病毒核酸检测阴性，治愈出院。

病案 48

患者刘某，女，32 岁。2020 年 1 月 30 日收住院。

主诉： 咽痛、流涕 4 天。

病情简介： 患者自 2020 年 1 月 26 日出现咽痛、流涕、口苦，否认发热、咳嗽、咳痰、胸闷、呼吸困难，否认腹泻、恶心、呕吐等。1 月 30 日昆明市疾控中心新型冠状病毒核酸检测阳性。昆明市第三人民医院胸部 CT 检查示双肺下叶多发斑片状、片状磨玻璃影，其内可见间隔影，收住入院。血常规检查：白细胞 4.29×10^9/L，淋巴细胞 1.59×10^9/L。T 淋巴细胞 CD_3^+ 绝对计数 1040/μL，CD_4^+ 绝对计数 591/μL，CD_8^+ 绝对计数 303/μL。西医予氧疗及抗病毒（洛匹那韦利托那韦片）、抗感染（莫西沙星）治疗。既往有慢性荨麻疹 4 年。患者经由武汉到昆明旅游，否认新型冠状病毒肺炎患者接触史。

诊断：新型冠状病毒肺炎（普通型）。

中医治疗

2月6日一诊：咽干，咽痛，口苦，乏力，饮食、二便正常，舌淡红，有齿痕，苔白偏黄质润。

处方：柴胡20g，黄芩6g，人参20g，法半夏10g，甘草5g，生姜10g，大枣10g，通草10g，厚朴10g，藿香10g（后下），佩兰10g（后下）。

2月12日二诊：咽干、口苦缓解，乏力，饮食、二便正常，舌淡红，有齿痕，苔白偏黄质润。

处方：柴胡15g，黄芩6g，人参20g，法半夏10g，甘草5g，生姜10g，大枣10g，鸡内金10g，建曲10g，茯苓10g，厚朴10g，陈皮10g，砂仁10g（后下），藿香10g（后下），佩兰10g（后下）。

2月18日三诊：咽干、口苦好转，乏力，纳差，睡眠、二便正常。

处方：白扁豆10g，白术10g，茯苓10g，甘草6g，桔梗6g，人参10g，山药20g，薏苡仁10g。

按语：该患者咽干、口苦、乏力属少阳证；舌淡红有齿痕，苔白偏黄质润，为素体脾气不足，复感疫气湿邪。治以小柴胡汤和解少阳，扶正祛邪；加通草、厚朴行气化湿；藿香、佩兰芳香化湿。二诊时仍舌淡红有齿痕，苔白偏黄质润，少阳证缓解，湿邪碍脾，邪犯少阳兼脾气不足，予和解少阳、健脾化湿；加用陈皮、茯苓、砂仁、鸡内金、建曲健脾燥湿。三诊时口苦、齿痕好转，苔白质润，三焦气机通利，仅肺脾气虚，故去苦寒之黄芩，继续予以健脾化湿、扶正祛邪。后复查双肺CT示病灶吸收，连续复查 2 次新冠病毒核酸阴性，治愈出院。

病案 49

患者吕某，男，47 岁。2020 年 2 月 6 日收住院。

主诉：发热、咳嗽、咳痰 4 天。

病情简介：患者 2 月 2 日出现发热（体温未测），伴有咳嗽，咳少许白痰，否认头痛、畏寒、乏力、全身肌肉酸痛，否认心悸、胸痛，否认腹痛、腹胀、恶心、呕吐。自服"阿奇霉素、连花清瘟胶囊"，症状无改善。2 月 6 日昆明市疾控中心新冠病毒核酸检测结果回报阳性，昆明市第三人民医院胸部 CT 检查示右肺上叶及双肺下叶病变，收住入院。血常规检查：白细胞 $4.55 \times 10^9/L$，淋巴细胞 $1.21 \times 10^9/L$。T 淋巴细胞 CD_3^+ 绝对计数 792/μL，CD_4^+ 绝对计数 447/μL，CD_8^+ 绝对计数 333/μL。西医予氧疗、抗病毒（洛匹那韦利托那韦片、利巴韦林片、注射用重组人干扰素 α1b）、抗感染（盐酸莫西沙星）及降压等对症治疗。既往有高血压病史 3 年，口服氨氯地平控制血压。患者经由武汉回昆明，否认新型冠状病毒肺炎患者接触史。

诊断：新型冠状病毒肺炎（普通型）；高血压 1 级（低危）；白细胞减少；细胞免疫低下。

中医治疗

2 月 6 日一诊：发热（体温 38℃），咳嗽，咳少许白色黏液痰，胸闷，咽干，口苦，乏力，饮食、二便正常，舌质淡红，有齿痕，苔白腻。

处方：柴胡 30g，黄芩 10g，人参 10g，法半夏 10g，甘草

5g，生姜 10g，大枣 10g，厚朴 10g，陈皮 10g，五味子 10g，桔梗 10g，通草 10g，苦杏仁 10g，白豆蔻 20g，薏苡仁 20g。

2 月 9 日二诊：热退，咳嗽、咳痰好转，咽干，口苦缓解，乏力，饮食、二便正常，舌淡红，有齿痕，苔白偏黄润。

处方：柴胡 15g，黄芩 6g，人参 20g，法半夏 10g，甘草 5g，生姜 10g，大枣 10g，炒鸡内金 10g（后下），建曲 10g，厚朴 10g，苦杏仁 10g，白豆蔻 20g，薏苡仁 20g。

2 月 15 日三诊：咽干，饮食、二便、睡眠正常，舌淡红，苔薄白。

处方：柴胡 15g，黄芩 6g，人参 20g，法半夏 10g，甘草 5g，生姜 10g，大枣 10g。

按语：该患者发热，咳嗽，咳白色黏液痰，胸闷，咽干，口苦，乏力，舌质淡红，有齿痕，苔白腻，乃因素有脾气不足，湿浊外邪入侵，阻遏三焦，肺气宣肃功能失常。方予小柴胡汤，宣畅少阳，疏利三焦；加五味子、桔梗，一宣一敛；合三仁汤宣上、畅中、渗下，疏利湿邪。全方共奏疏利三焦、宣肺止咳、行气化湿之功。二诊时咳嗽、咳痰、胸闷缓解，去五味子、桔梗；热退，故柴胡减量。继续疏利三焦，健脾化湿。三诊时咽干，乃因少阳府邪未解，继予小柴胡汤和解少阳，扶正祛邪。

病案 50

患者阮某霞，女，47 岁。2020 年 1 月 31 日收住院。

主诉：间断咳嗽、咳痰、全身酸痛 5 天，发热 1 天。

病情简介：患者 1 月 26 日轻微咳嗽，咳少许白色黏痰，伴有流涕，时有全身酸痛，同行人中有两人确诊"新型冠状病毒肺炎"。1月31日起出现发热，最高体温37.4℃，否认咳血、胸痛、呼吸困难，否认腹痛、腹泻、恶心、呕吐等，否认心慌、心悸、水肿。昆明市疾控中心新冠病毒核酸检测结果阳性。昆明市第三人民医院胸部CT检查示双肺下叶斑片状磨玻璃影，纵隔内多个等密度结节影。实验室检查：白细胞$4.94×10^9$/L，中性粒细胞$3.86×10^9$/L，淋巴细胞$0.58×10^9$/L。T淋巴细胞CD_3^+绝对计数496/μL，CD_4^+绝对计数273/μL，CD_8^+绝对计数191/μL。血沉94mm/h。C反应蛋白39.4mg/L。血气分析：pH 7.4，PO_2 56mmHg。经抗病毒治疗后2月2日胸部CT检查示双肺上、下叶胸膜下多发斑片状磨玻璃影、实变影，病灶较前明显增多。西医予抗病毒（洛匹那韦利托那韦片、利巴韦林片、重组人干扰素α1b）、抗感染（盐酸莫西沙星）、增强免疫力（丙种球蛋白）、抗炎（甲强龙）等治疗。既往体健。患者经由武汉到昆明旅游，有新冠肺炎患者密切接触史。

诊断：新型冠状病毒肺炎（重型）；Ⅰ型呼吸衰竭；细胞免疫缺陷。

中医治疗

2月3日一诊：发热（体温最高39℃），咳嗽，咳黄痰，动辄喘促，乏力，口干口苦，大便稀，纳呆，舌边尖红，有齿痕，苔黄。

处方：柴胡20g，党参10g，黄芩15g，法半夏10g，茯苓10g，竹茹10g，干姜5g，陈皮10g，细辛3g，五味子5g，黄连3g，大枣5g，甘草5g。

2月6日二诊：不定时发热，体温最高38.5℃，咳嗽，咳黄色脓痰，时有血痰，胸闷，活动后呼吸困难，乏力，咽干，纳差，舌淡红，边有齿印，苔白腻。

处方：法半夏 10g，茯苓 10g，竹沥 10g，桔梗 10g，陈皮 10g，甘草 10g，薏苡仁 10g，麻黄 10g，杏仁 5g，石膏 50g（先煎），白茅根 15g，知母 5g。

2 月 9 日三诊：呼吸困难缓解，发热（体温最高 38℃），咳嗽，咳黄色脓血痰，无血块，胸闷胸痛，舌淡红，边有齿印，苔白腻。

处方：薏苡仁 15g，冬瓜仁 15g，桃仁 5g，芦根 15g，桔梗 10g，前胡 10g，枇杷叶 10g，陈皮 10g，茯苓 10g，栀子 10g，车前草 10g，甘草 5g。

2 月 12 日四诊：热退，轻微咳嗽，咳血痰好转，仍有少许白色脓痰，胸闷、胸痛缓解，口干口苦。

处方：柴胡 20g，党参 10g，黄芩 10g，法半夏 10，茯苓 10g，竹茹 10g，干姜 5g，陈皮 10g，五味子 5g。

2 月 15 日五诊：咳嗽、胸闷好转，仍有口干、心烦，白带黄，外阴瘙痒，舌淡，苔薄白。

处方：柴胡 10g，龙胆 5g，黄芩 5g，车前子 10g，通草 5g，栀子 5g，百部 30g，当归 10g，泽泻 10g，熟地黄 15g，甘草 5g。

2 月 18 日六诊：乏力，气短，睡眠、饮食、二便正常，舌淡，有齿痕，苔薄白。

处方：白扁豆 10g，白术 10g，茯苓 10g，甘草 6g，桔梗 6g，人参 10g，山药 20g，薏苡仁 10g。

按语：该患者在入院后病情进展迅速，变证蜂起。一诊时舌边尖红，有齿痕，苔黄。平素中气不足，卫外不固，疫毒乘虚而入，侵犯少阳，入里化热，热伤肺气，肺失宣肃，故发热、口干口苦、咳嗽痰黄、胸闷。方予柴芩温胆汤疏利少阳，清消邪热，清化痰热。二诊时湿热伤肺络，热壅血瘀，血败肉腐，故咳淡红色血痰、脓痰、胸闷、喘促，为温病热入太阴肺气，邪热壅肺，予温胆汤合麻杏石甘汤内外双解。三诊时热毒壅滞，痰瘀互结致咳嗽、咳脓血痰、胸闷、胸痛、呼吸困难，予千金苇茎汤化痰泄热、消痈散结化脓。四诊时为邪犯少阳，兼湿邪蕴肺，予柴芩温胆汤加减疏肝清胆、行气化湿。五诊时少阳胆经湿热内传足厥阴肝经，肝经湿热下注，方予龙胆泻肝汤加减疏肝泻胆、清热利湿。六诊时邪去正虚，肺脾两虚，宜补脾益肺，故予参苓白术散健脾渗湿。后复查双肺CT示病灶吸收，连续两次新冠病毒核酸检测阴性，病愈出院。该患者病情重，故院外以参苓白术散巩固半个月，随访6个月，未见复发。

病案 51

患者阮某，女，42岁。2020年1月29日收住院。

主诉：咳嗽、发热、胸闷、全身酸痛3天。

病情简介：患者于2020年1月26日20点出现发热，最高体温38.0℃，发热时全身酸痛，咳嗽，无痰，戴口罩时感胸闷，否认咳血、胸痛、呼吸困难，否认腹痛、腹泻、恶心、呕吐等，否认心慌、心悸、水肿。1月29日昆明市疾控中心新型冠状病毒核酸检测阳性，昆明市第三人民医院胸部CT检查示双肺斑片状磨玻璃影，收住入院。实验室检查：白细胞 2.85×10^9/L，中性粒细胞 1.69×10^9/L，淋巴细胞 0.89×10^9/L，血小板 149.00×10^9/L；

血沉 71mm/h；T 淋巴细胞 CD_3^+ 绝对计数 505/μL，CD_4^+ 绝对计数 260/μL，CD_8^+ 绝对计数 229/μL；血氧饱和度 85%～90%。

既往史：乙肝病史 5 年。

流行病学史：经由武汉到昆明旅游，有新型冠状病毒肺炎患者密切接触史。其母亲、姐姐确诊新型冠状病毒肺炎。

诊断：新型冠状病毒肺炎（重型）；细胞免疫低下；乙型病毒性肝炎。

西医治疗：抗病毒（洛匹那韦利托那韦片、注射用重组人干扰素 α1b、盐酸阿比多尔片）、抗感染（莫西沙星）、抗炎（甲强龙）、增强免疫力（丙种球蛋白）及利尿（呋塞米）等对症治疗。

中医治疗

2月3日一诊：咳嗽，痰黏，呼吸困难，动则喘息，发热，体温 37.5～38℃，咽痛，口干，纳差，腹泻每日 8 次，肛门灼热，恶心，舌红，有齿痕，苔黄腻。

处方：葛根 10g，黄连 3g，黄芩 5g，法半夏 10g，薏苡仁 10g，杏仁 10g，白豆蔻 10g，木通 5g，滑石 10g，厚朴 10g，干姜 5g，石膏 10g（先煎），寒水石 10g（先煎），甘草 5g。

2月9日二诊：热退，腹泻减轻，便溏，肛门灼热、呼吸困难缓解，干咳，胸闷，乏力，纳差，舌红，边有齿痕，苔薄黄。

处方：葛根 10g，黄连 3g，黄芩 5g，法半夏 10g，薏苡仁 10g，杏仁 10g，白豆蔻 10g，厚朴 10g，干姜 5g，甘草 5g。

2月15日三诊：呼吸困难、胸闷好转，干咳缓解，乏力，咽干，舌红，边有齿痕，苔薄黄。

处方：柴胡 10g，黄芩 8g，法半夏 8g，人参 10g，桔梗

10g，甘草6g。

2月18日四诊：乏力，气短，舌淡，有齿痕，苔薄白。

处方：黄芪15g，人参10g，陈皮10g，白术10g，柴胡5g，知母5g，茯苓10g，桔梗5g，甘草5g。

按语： 一诊时症见咳嗽、胸闷、喘促、腹泻、肛门灼热。《伤寒论》曰："太阳病，桂枝证，医反下之，利遂不止，脉促者，表未解也；喘而汗出，葛根黄芩黄连汤主之。"本例虽未误下，而下利不止、喘促、苔黄腻，类似协热利。其病机为疫毒闭肺，大肠湿热，治以清热利湿，方用葛根芩连汤合三仁汤加减。二诊时腹泻好转，热退，肛门灼热、呼吸困难缓解。此因热邪已减，湿重于热，湿热中阻，故去木通、滑石、干姜、石膏、寒水石。三诊时呼吸困难、胸闷好转，干咳缓解，乏力，咽干，舌红齿痕苔薄黄。少阳为病邪出入之门户，故少阳经府受邪，则枢机不利。方予小柴胡汤和解少阳，疏利三焦，和调枢机。四诊时诸邪已清，肺脾受损，肺脾气虚，故予补中益气汤健脾益气收官。后复查双肺CT示病灶吸收，且连续两次新冠病毒核酸检测阴性，病愈出院。

病案 52

患者孙某，女，51岁。2020年2月2日收住入院。

主诉： 咽痛、发热4天。

病情简介： 患者于2020年1月27日开始出现不定时发热，体温37.5～38℃，咽痛，咽干，口苦，乏力，纳差，便溏，否认畏寒，否认咳嗽、咳痰、胸闷、喘促、呼吸困难，否认全身酸痛、流涕、鼻塞等，否认腹痛、腹胀、恶心、呕吐、腹泻。2月2日昆明市疾控中心咽拭子新冠病毒核酸检测阳性，由"120"急救车送至我院。实验室检查：白细胞6.02×10^9/L，中性粒细胞3.88×10^9/L，淋巴细胞1.74×10^9/L；T淋巴细胞CD_3^+绝对计数1746/μL，CD_4^+绝对计数1257/μL，CD_8^+绝对计数466/μL；甘油三酯4.42mmol/L，高密度脂蛋白0.87mmol/L，尿酸553.7μmol/L；葡萄糖12.9mmol/L。胸部CT检查示右肺下叶及左肺上叶舌段多发斑片、片状磨玻璃影，右下肺明显；心影稍增大。

既往史：既往有高血压、糖尿病病史15年。自服"阿卡波糖1片/次，1次/日；二甲双胍片0.5g/次，2次/日；诺和锐50R早30U、晚28U，皮下注射"降糖治疗。血压最高180/110mmHg，自服"硝苯地平1片/次，1次/日"降压治疗。

流行病学史：经由武汉到昆明旅游。

诊断：新型冠状病毒肺炎（普通型）；低氧血症；高血压3级（极高危）；2型糖尿病血糖控制不佳；高脂血症；高尿酸血症。

西医治疗：抗病毒、抗感染、降糖、降压、氧疗治疗。

中医治疗

2月3日一诊：发热，寒热往来，体温37.8℃，咽痛咽干，口苦，纳差，口中黏腻，大便溏薄，睡眠差，焦虑，舌尖红，边有齿痕，苔白腻。

处方：柴胡30g，黄芩10g，法半夏10g，党参10g，桔梗10g，薏苡仁15g，白豆蔻10g，苦杏仁10g，陈皮10g，通草10g，生姜10g，大枣10g。

2月9日二诊：热退，胸闷，口苦，口中黏腻、咽干、焦虑缓解，食欲增加，大便正常，舌淡红，苔薄白。

处方：柴胡10g，黄芩6g，党参10g，法半夏10g，陈皮10g，甘草5g，生姜10g，大枣10g，薏苡仁10g，炒鸡内金10g（后下），建曲10g，杏仁10g，白豆蔻10g，厚朴10g。

2月15日三诊：胸闷、口中黏腻、咽干好转，仍口苦、心烦、焦虑，食欲增加，大便正常，舌淡红，苔薄白。

处方：柴胡10g，黄芩6g，党参10g，法半夏10g，甘草5g，生姜6g，大枣6g。

按语： 该患者发热、寒热往来、咽痛、咽干、口苦、纳差、睡眠差、焦虑、舌尖红有齿痕，为少阳枢机不利；患者口中黏腻、大便溏薄、苔白腻，为湿邪郁阻三焦。湿性重浊，易袭阴位，故用小柴胡汤和解少阳；合三仁汤宣上、畅中、渗下，疏利三焦。全方和解少阳、疏利三焦后症状缓解。二诊时患者发热退，故柴胡减量；但邪热湿浊未尽，故继予小柴胡汤合三仁汤加减。柴胡具有透表泄热、疏肝解郁、升举阳气之功，然其功能与剂量有关，解表退热用量宜稍重，疏肝解郁用量宜稍轻。《本草正义》载："其性凉，故解寒热往来，肌表潮热，肝胆火炎，胸胁痛结；其性散，故主伤寒邪热未解，温病热盛，少阳头痛，肝经郁证。"三诊时湿邪已除，仍有小柴胡汤证，故继予小柴胡汤巩固。后复查双肺CT示病灶吸收，且连续两次新冠病毒核酸检测阴性，病愈出院。

病案 53

患者王某，女，62 岁。2020 年 2 月 5 日收住入院。

主诉：乏力 3 天，发热 1 天。

病情简介：患者于 2020 年 2 月 2 日出现乏力，自服 "感冒灵" 未缓解。2 月 4 日发热，畏寒，体温 38.1℃，偶尔干咳，胸闷，否认咳嗽、咳痰、胸闷、喘促、呼吸困难，否认全身酸痛、流涕、鼻塞等，否认腹痛、腹胀、恶心、呕吐、腹泻。2 月 4 日在昆钢医院胸部 CT 检查提示双肺散在斑片状磨玻璃影，双下肺少许条索稍高密度影。2 月 5 日昆明市疾控中心咽拭子新冠病毒核酸检测结果回报阳性，由 "120" 送至我院。实验室检查：白细胞 3.57×10^9/L，中性粒细胞 2.23×10^9/L，淋巴细胞 0.89×10^9/L；T 淋巴细胞 CD_3^+ 绝对计数 678/μL，CD_4^+ 绝对计数 417/μL，CD_8^+ 绝对计数 239/μL。

既往史：既往有 "高血压" 病史 15 年，最高血压 210/110mmHg，目前服用 "苯磺酸左旋氨氯地平、厄贝沙坦氢氯噻嗪、阿托伐他汀"，血压控制尚可。2008 年行 "左侧乳腺纤维瘤切除术"。甲减 5 年，服用 "优甲乐，每日 1/2 片"。

流行病学史：经由武汉到昆明旅游。

诊断：新型冠状病毒肺炎（普通型）；高血压 3 级（极高危）；左乳腺纤维瘤切除术后；淋巴细胞减少。

西医治疗：予抗病毒（洛匹那韦利托那韦片、利巴韦林片、注射用重组人干扰素 α1b）及抗感染（盐酸莫西沙星）治疗。

中医治疗

2月6日一诊：恶寒发热，体温38.3℃，胸闷，心悸，咽痛，口干，口苦，乏力，纳差，大便溏薄，睡眠差，舌尖红，有齿痕，苔白腻润。

处方：柴胡30g，黄芩10g，人参20g，法半夏10g，甘草5g，生姜10g，大枣10g，厚朴10g，茯苓10g，桂枝10g，陈皮10g，白术10g。

2月12日二诊：发热、心悸、胸闷好转，口苦，咽干，咽痛，乏力，食欲增加，大便正常，舌淡红，有齿痕，苔中黄腻润。

处方：柴胡10g，黄芩6g，茯苓15g，人参15g，白术10g，竹茹6g，枳实10g，陈皮10，甘草6g，法半夏10g，生姜6g。

2月18日三诊：口苦、咽干、咽痛好转，食欲增加，乏力，便溏，舌淡，有齿痕，苔白。

处方：莲子肉10g，薏苡仁10g，桔梗6g，茯苓10g，人参6g，甘草6g，山药20g。

按语：本案患者既往患甲减，素体阳虚，复感湿性疫气，遇寒则凝聚成饮，阻郁三焦，枢机不利，故恶寒发热、胸闷、心悸、咽痛、口干、口苦、乏力、纳差、大便溏薄、睡眠差、舌尖红、有齿痕、苔白腻润。《金匮要略·痰饮咳嗽病脉证并治》："心下有痰饮，胸胁支满，目眩，苓桂术甘汤主之。""夫短气有微饮，当从小便去之，苓桂术甘汤主之。"小柴胡汤和解少阳；苓桂术甘汤温阳化饮，健脾祛湿，则湿邪祛除，枢机调利，诸症自愈。二诊时仍感口苦、咽干、咽痛、乏力，乃由少阳气郁化火，痰气郁阻，经气不利。故用柴苓温胆汤行气解郁，清化痰热。三诊时口苦、咽干、咽痛好转，仍感乏力、便溏，为肺脾两虚，湿邪中阻，故予参苓白术散健脾渗湿，补肺益气收官。后复查双肺CT示病灶吸收，且连续两次新冠病毒核酸检测阴性，病愈出院。

病案54

患者邹某，女，35岁。2020年2月10日收住入院。

主诉：间断咳嗽23天。

病情简介：患者于2020年1月18日出现轻微咳嗽，无痰，咽干，否认头痛、全身肌肉酸痛、鼻塞、流涕、发热、畏寒、乏力，否认心悸、胸痛，否认腹痛、腹胀、恶心、呕吐等，曾自服止咳药，诸症无缓解。2月9日患者昆明市疾控中心新冠病毒核酸检测阳性，收住入院。实验室检查：白细胞3.57×10^9/L，中性粒细胞2.23×10^9/L，淋巴细胞0.89×10^9/L；T淋巴细胞CD_3^+绝对计数678/μL，CD_4^+绝对计数417/μL，CD_8^+绝对计数239/μL。胸部CT检查示右肺下叶背段、左肺上叶前段、下舌段可见片絮影，密度不均，边界不清。

既往史：既往体健。

流行病学史：患者哥哥、丈夫确诊为新冠病毒肺炎，有密切接触史。

诊断：新型冠状病毒肺炎（普通型）；细胞免疫缺陷。

西医治疗：抗病毒治疗（洛匹那韦利托那韦片、利巴韦林片、注射用重组人干扰素α1b）及吸氧治疗。

中医治疗

2月10日一诊：干咳，咽干，口苦，纳差，乏力，口中黏腻，睡眠、二便正常，舌淡，苔白腻。

处方：柴胡10g，黄芩6g，人参10g，法半夏10g，陈皮10g，甘草5g，生姜10g，大枣6g，杏仁10g，桔梗6g，薏苡仁10g，白豆蔻10g，厚朴10g，砂仁10g（后下），白术6g。

2月16日二诊：纳差，乏力，口中黏腻，干咳，咽干、口苦缓解，睡眠、二便正常，舌淡，苔白厚。

处方：柴胡10g，黄芩6g，人参10g，法半夏10g，陈皮10g，甘草5g，生姜10g，大枣6g，薏苡仁10g，白豆蔻10g，厚朴10g，砂仁10g（后下），白术6g。

2月19日三诊：干咳、纳差、乏力、口中黏腻好转，仍咽干、口苦，睡眠、二便正常，舌淡，苔薄白。

处方：柴胡10g，黄芩6g，人参10g，法半夏10g，陈皮10g，甘草5g，生姜10g，大枣10g。

按语： 本案患者干咳、咽干、口苦、纳差、乏力、舌淡、苔薄白，为少阳证。该疫气具有湿邪之性，湿性黏滞，故见纳差、乏力、口中黏腻、苔腻；湿邪阻遏三焦，枢机不利，气机不畅。故予小柴胡汤和解少阳；合三仁汤宣上、畅中、渗下，疏利三焦；加砂仁、陈皮、白术温中行气；配桔梗宣肺止咳。全方清利湿热、化浊除湿、疏利三焦。二诊时湿邪清除，津流气行，故纳差、乏力、口中黏腻缓解。湿性黏滞，湿邪未尽，郁阻三焦，故继续予小柴胡汤合三仁汤化浊除湿、疏利三焦。三诊时湿邪已清，少阳不和，予和解少阳、扶正祛邪、疏利枢机，气行津流，阴阳调和，疾病自愈。后复查双肺CT示病灶吸收，且连续两次新冠病毒核酸检测阴性，病愈出院。

病案 55

患者张某，男，38 岁。2020 年 1 月 26 日收住入院。

主诉：咳嗽、咳痰、发热、肌肉酸痛 4 天。

病情简介：患者自 2020 年 1 月 24 日起出现寒战、发热，体温最高 38℃，伴有咳嗽、咳白色黏液痰、流涕、咽痒、肌肉酸痛，否认心悸、胸痛、胸闷、呼吸困难，否认腹痛、腹胀、恶心、呕吐等。1 月 26 日昆明市疾控中心新型冠状病毒核酸检测阳性，收住入院。实验室检查：白细胞 $5.48×10^9$/L，中性粒细胞 $3.85×10^9$/L，淋巴细胞 $0.95×10^9$/L；T 淋巴细胞 CD_3^+ 绝对计数 581/μL，CD_4^+ 绝对计数 335/μL，CD_8^+ 绝对计数 230/μL。胸部 CT 检查示右肺上叶及双肺下叶斑片影，片状密度增高影，部分呈磨玻璃影；右侧胸腔少量积液。

既往史：既往体健。

流行病学史：曾到武汉出差。

诊断：新型冠状病毒肺炎（普通型）；细胞免疫低下；高钠血症。

西医治疗：抗病毒治疗（阿比多尔、洛匹那韦利托那韦片）、抗感染治疗（莫西沙星）、氧疗。

中医治疗

2 月 3 一诊：咳嗽咳痰，寒热往来，咽干咽痒，流涕，肌肉酸痛，口苦，纳差乏力，睡眠、二便正常，舌尖红，苔薄黄。

处方：柴胡 30g，黄芩 10g，人参 10g，法半夏 10g，陈皮

10g，甘草 10g，生姜 10g，大枣 10g，桔梗 10g，桑叶 10g，菊花 10g。

2月9日二诊：咽痒、流涕、肌肉酸痛好转，咳嗽、咳痰、咽干、口苦缓解，仍感纳差、乏力、口中黏腻，睡眠、二便正常，舌淡，苔薄黄腻。

处方：柴胡 10g，黄芩 6g，人参 10g，法半夏 10g，桔梗 10g，陈皮 10g，甘草 5g，生姜 10g，大枣 10g，薏苡仁 10g，炒鸡内金 10g（后下），建曲 10g，白豆蔻 10g，厚朴 10g。

2月18日三诊：乏力，纳差，舌淡，苔薄白。

处方：莲子肉 10g，薏苡仁 10g，桔梗 6g，茯苓 10g，人参 6g，甘草 6g，山药 20g。

按语： 该患者咳嗽咳痰、寒热往来、咽干咽痒、流涕、肌肉酸痛、口苦、纳差、乏力，为疫气侵犯少阳，郁阻三焦，兼风热束表。故予春嗽汤（小柴胡汤加桔梗）合桑菊饮，辛凉解表，和解少阳，疏风清热。二诊时热退，咽痒、流涕、肌肉酸痛好转，表邪已解。湿邪困脾，三焦不利，故见纳呆、便溏、苔腻，合三仁汤宣上、畅中、渗下，疏利三焦；合陈皮、炒鸡内金、建曲温中行气，行气流津。三诊时患者邪热湿浊已清，肺脾气虚，乃予参苓白术汤加减收官。后复查双肺CT示病灶吸收，且连续两次新冠病毒核酸检测阴性，病愈出院。

病案 56

患者代某，男，41岁。2020年2月15日收住入院。

主诉：咽干、口苦、恶心、隔离医学观察 16 天，新冠病毒核酸检测阳性 1 天。

病情简介：患者咽干、口苦、恶心，否认发热、咳嗽、咳痰、胸闷、呼吸困难，否认咽痛、流涕、全身酸痛、乏力、头痛等。患者因家庭成员患新型冠状病毒肺炎，在昆明市第三人民医院隔离观察 16 天，2 月 15 日新冠病毒核酸检测阳性；胸部 CT 检查示左肺上叶下舌段中等密度结节影，边缘清晰光整，可见少许渗出液，收住入院。实验室检查：白细胞 6.2×10^9/L，中性粒细胞 3.42×10^9/L，淋巴细胞 1.34×10^9/L；T 淋巴细胞 CD_3^+ 绝对计数 1131/μL，CD_4^+ 绝对计数 524/μL，CD_8^+ 绝对计数 579/μL。

既往史：既往体健。

流行病学史：经由武汉到昆明旅游，有新冠肺炎患者密切接触史。

诊断：新型冠状病毒肺炎（普通型）；细胞免疫低下。

西医治疗：抗病毒治疗（注射用重组人干扰素 α1b、洛匹那韦利托那韦片）、清除自由基（维生素 C 片）、氧疗。

中医治疗

2 月 16 日一诊：咽干，口苦，恶心，舌淡尖红，苔薄黄。

处方：柴胡 10g，黄芩 10g，人参 10g，法半夏 12g，苍术 10g，甘草 5g，生姜 10g，大枣 6g。

2 月 22 日二诊：咽干、口苦、恶心缓解，舌淡，苔薄白。

处方：柴胡 10g，黄芩 6g，人参 10g，法半夏 6g，甘草 5g，生姜 6g，大枣 6g。

按语：本案患者有新型冠状病毒肺炎患者密切接触史，但自接触隔离观察半月后新型冠状病毒核酸检测阳性。湿性黏滞，湿邪致病病程长。该病案潜伏期长，但因发现较早，症状较轻。患者症见咽干、口苦、恶心、舌淡尖红、苔薄白，为湿邪阻遏气机，枢机不利，经化湿和解少阳、调畅气机后诸症缓解。二诊时症状缓解，舌苔由黄转白，肝郁解，胆火清，故柴胡、黄芩减量，继予小柴胡汤扶正祛邪，则气机宣畅，枢机活动自如，故诸症自消。后复查胸部 CT 示双肺病灶吸收，且连续两次新冠病毒核酸检测阴性，病愈出院。

病案 57

患者冯某，男，47 岁。2020 年 1 月 26 日收住入院。

主诉：咳嗽、咳痰 8 天，间断发热 6 天。

病情简介：患者于 2020 年 1 月 19 日起出现寒战、发热，体温最高 37.5℃，伴有咳嗽、咳白色黏液痰，无胸闷、呼吸困难、心悸，否认全身酸痛、鼻塞、流涕等，自服"达菲、风寒感冒冲剂"，症状稍有缓解。1 月 25 日新型冠状病毒核酸检测阳性，收住入院。实验室检查：白细胞 4.75×10^9/L，中性粒细胞 3.43×10^9/L，淋巴细胞 0.93×10^9/L；T 淋巴细胞 CD_3^+ 绝对计数 572/μL，CD_4^+ 绝对计数 256/μL，CD_8^+ 绝对计数 215/μL。胸部 CT 检查示双肺可见斑点、结节及索条影，密度不均，边界不清，局部与胸膜相连；双侧胸腔积液；心影增大，心包增厚。

既往史：既往体健。

流行病学史：曾到武汉出差，否认新冠肺炎患者密切接触史。

诊断：新型冠状病毒肺炎（普通型）；心脏扩大；细胞免疫

低下。

西医治疗：抗病毒（洛匹那韦利托那韦片、注射用重组人干扰素α1b、盐酸阿比多尔片）、抗感染（莫西沙星）、增强免疫力（丙种球蛋白）、抗炎（甲强龙）等治疗。

中医治疗

2月3日一诊：咳嗽咳痰，胸闷喘促，发热，寒热往来，咽干，纳差，舌淡尖红，苔薄黄润。

处方：柴胡30g，黄芩10g，人参20g，半夏10g，生姜10g，大枣10g，薏苡仁10g，白豆蔻10g，桔梗10g，厚朴10g，杏仁10g，陈皮10g，炙甘草5g。

2月6日二诊：发热已退，喘促、咳嗽、咳痰、胸闷、咽干缓解，纳差，舌淡尖红，苔薄白。

处方：柴胡10g，黄芩6g，人参20g，半夏10g，生姜10g，大枣10g，薏苡仁20g，白豆蔻10g，桔梗10g，厚朴10g，杏仁10g，陈皮10g，甘草5g。

2月12日二诊：咳嗽、咳痰、胸闷、喘促、咽干好转，气短乏力，饮食正常，舌淡红，苔薄白。

处方：黄芪20g，党参15g，陈皮10g，白术10g，柴胡5g，升麻5g，知母5g，神曲10g，桔梗5g，甘草5g。

按语：本案患者外感六七日，发热、寒热往来、咽干、纳差、咳嗽、咳痰、胸闷、喘促，为小柴胡汤证表现，乃因三焦气机不畅，肺气宣肃功能失常所致。投小柴胡汤合三仁汤宣畅气机，疏利三焦；加桔梗宣肺止咳，兼载诸药上行。全方共奏和解少阳、疏利三焦、宣肺止咳之功。二诊时患者发热退，喘促、咳嗽、咳痰、胸闷、咽干缓解，正胜邪退，余邪未尽，予柴胡减量。三诊时患者邪气已清，中气受损，予补中益气汤加减收官。后复查双肺 CT 示病灶吸收，且连续两次新冠病毒核酸检测阴性，病愈出院。

病案 58

患者罗某，男，43 岁。2020 年 2 月 9 日收住院。

主诉：咳嗽、咳痰、发热 5 天。

病情简介：患者于 2020 年 1 月 26 日开始出现发热（体温最高 38.2℃）、头痛、咽痛、流涕，否认腹痛、腹泻、恶心、呕吐等，自服感冒药后发热、头痛、流涕好转，仍咳嗽、咳痰、胸闷、咽痛、口苦、口干、乏力。2 月 8 日昆明市第三人民医院新型冠状病毒核酸检测阳性。实验室检查：白细胞 $3.41×10^9$/L，中性粒细胞 $1.58×10^9$/L，淋巴细胞 $1.49×10^9$/L；T 淋巴细胞 CD_3^+ 绝对计数 1044/μL，CD_4^+ 绝对计数 646/μL，CD_8^+ 绝对计数 378/μL；血沉 35mm/h；白蛋白 51.8g/L，谷丙转氨酶 77.0U/L，谷草转氨酶 59U/L，乳酸脱氢酶 289U/L；超敏 C 反应蛋白 14.36mg/L。胸部 CT 检查示双肺可见磨玻璃斑片影。

既往史：既往体健。

流行病学史：有新冠肺炎患者接触史。

诊断：新型冠状病毒肺炎（普通型）；肝损害；细胞免疫低下。

西医治疗：抗病毒治疗（洛匹那韦利托那韦片、注射用重组人干扰素 α 1b）及氧疗。

中医治疗

2月10日一诊：咳嗽，咳白色黏液痰，胸闷，口苦，口干，口中黏腻，乏力，纳差，舌淡，有齿痕，舌两侧苔白腻，舌中无苔。

处方：柴胡 30g，黄芩 10g，人参 20g，半夏 10g，生姜 10g，大枣 10g，薏苡仁 30g，白豆蔻 10g，桔梗 10g，厚朴 10g，杏仁 10g，陈皮 10g，甘草 5g。

2月13日二诊：咳嗽、咳痰、胸闷、口干缓解，仍口苦、乏力，舌淡，有齿痕，两侧苔白，舌中薄苔。

处方：柴胡 30g，黄芩 10g，人参 20g，半夏 10g，生姜 10g，大枣 10g，薏苡仁 20g，白豆蔻 10g，桔梗 10g，厚朴 10g，杏仁 10g，陈皮 10g，甘草 5g。

2月16日三诊：咳嗽、咳痰、胸闷、口干好转，口苦，乏力，舌淡，有齿痕，苔薄黄。

处方：柴胡 20g，黄芩 10g，人参 20g，半夏 10g，甘草 5g，生姜 10g，大枣 10g，薏苡仁 20g，白豆蔻 10g，桔梗 10g，厚朴 10g，杏仁 10g，陈皮 10g，甘草 5g。

2月19日四诊：口苦好转，乏力，纳差。

处方：白扁豆 10g，白术 10g，茯苓 10g，甘草 6g，桔梗 6g，人参 10g，山药 20g，薏苡仁 10g。

按语： 本案患者外感十余日，症见咳嗽、咳痰、胸闷、口中黏腻，为三焦气机郁阻，易生痰成饮化湿。少阳不利，胃气不和，故见纳差、乏力、口苦、口干、舌中无苔。故予小柴胡汤和解少阳，畅达枢机；合三仁汤宣上、畅中、渗下；加桔梗宣肺止咳，载诸药上行。全方和解少阳、疏利三焦、宣肺止咳。二诊时患者咳嗽、咳痰、胸闷、口干缓解，三焦气机宣畅，继予小柴胡汤合三仁汤加减。三诊时咳嗽、咳痰、胸闷、口干好转，气机调畅，继予小柴胡汤合三仁汤巩固。四诊时乏力、纳差，仍肺脾气虚，予参苓白术散补脾益气、淡渗利湿、培土生金收官。后复查双肺 CT 示病灶吸收，且连续两次新冠病毒核酸检测阴性，病愈出院。

病案 59

患者蔡某，女，24 岁。2020 年 2 月 20 日收住入院。

主诉：发热 1 周，伴腹泻 3 天。

病情简介：患者于 2020 年 2 月 13 日出现不定时发热，体温最高 39℃。院外曾予竹叶石膏汤治疗，后出现腹泻，每日 3～5 次，伴恶心、口中黏腻，否认咽痛、鼻塞、流涕、头痛、肌肉疼痛，否认腹痛、呕吐、便秘，予三仁汤加桂枝后腹泻好转。2 月 19 日咽拭子新型冠状病毒核酸检测阳性，收入院。实验室检查：白细胞 2.57×10^9/L，中性粒细胞 1.22×10^9/L，淋巴细胞 0.87×10^9/L；T 淋巴细胞 CD_3^+ 绝对计数 907/μL，CD_4^+ 绝对计数 404/μL，CD_8^+ 绝对计数 465/μL。胸部 CT 检查示右上肺胸膜下小结节。

既往史：既往体健。

流行病学史：曾与新冠肺炎患者同列火车。

诊断：新型冠状病毒肺炎（普通型）；白细胞减低；细胞免疫低下。

中医治疗

2 月 21 日一诊：寒热往来，咽干，恶心，口中黏腻，咳嗽无痰，纳差，大便已成形，舌淡，有齿痕，苔白腻。

处方：柴胡 15g，黄芩 5g，桔梗 10g，人参 10g，法半夏 10g，生姜 15g，芦根 15g，前胡 10g，枇杷叶 10g，白豆蔻 10g，杏仁 5g，厚朴 8g，车前草 10g，薏苡仁 20g。

2月24日二诊：寒热往来、咽干、咳嗽好转，恶心，口中黏腻，有甜味，大便不成形，夜间出汗，头面部怕冷恶风，舌淡，苔白根腻。

处方：苍术 15g，厚朴 15g，陈皮 15g，薏苡仁 20g，茯苓 15g，法半夏 10g，砂仁 10g（后下），黄柏 10g，干姜 10g，党参 15g，甘草 5g。

2月26日三诊：乏力，纳差，舌淡，有齿痕，苔白。

处方：人参 10g，茯苓 10g，炒白术 15g，怀山药 15g，甘草 5g。

按语：该患者高热，经清热剂竹叶石膏汤治疗后出现腹泻、恶心、口中黏腻，后予三仁汤加桂枝治疗腹泻好转。一诊时寒热往来、默默不欲饮、咽干、干咳、恶心、口中黏腻、苔白腻，为湿毒犯肺困脾，三焦不利。方予小柴胡汤合三仁汤宣上、畅中、渗下，和解少阳，疏利三焦，调畅枢机；加桔梗、前胡、枇杷叶宣通肺气以止咳。二诊时寒热往来、咽干、咳嗽好转，湿邪束肺已解；寒湿困厄中阻，清阳不升，浊阴不降，故见恶心、口中黏腻有甜味、便溏、夜间汗出、头面部怕冷恶风，给二陈汤合平胃散健脾燥湿，温中散寒行气；加砂仁、陈皮、白术温中行气，行气流津；舌苔明显消退，加黄柏、干姜寒热辛开苦降，清阳升，浊阴降，诸症自愈。三诊时乏力、纳差，乃因脾气不足，故予四君子汤加减健脾益气。后复查双肺 CT 示病灶吸收，且连续两次新冠病毒核酸检测阴性，病愈出院。

病案 60

患者梁某，男，65 岁。2020 年 2 月 9 日收入院。

主诉：咽干、恶心、乏力、纳差，左侧头部闷痛 1 天。

病情简介：患者于 2020 年 2 月 8 日感咽干、恶心、乏力、纳差，否认发热、咳嗽、胸闷、胸痛、全身酸痛、流涕、鼻塞等，否认腹痛、腹泻、呕吐等。2 月 9 日昆明市疾控中心咽拭子新冠病毒核酸检测阳性，收住入院。实验室检查：白细胞 $3.65 \times 10^9/L$，中性粒细胞 $2.2 \times 10^9/L$，淋巴细胞 $1.1 \times 10^9/L$；T 淋巴细胞 CD_3^+ 绝对计数 804/μL，CD_4^+ 绝对计数 521/μL，CD_8^+ 绝对计数 279/μL。胸部 CT 检查示左上肺可见结节影。

既往史：既往有高血压 5 年，最高血压 198/106mmHg。梅尼埃病多年。

流行病学史：由武汉到昆明旅游，有新冠肺炎患者密切接触史。

诊断：新型冠状病毒肺炎（普通型）；高血压 3 级（极高危）；梅尼埃病；白细胞减少；细胞免疫缺陷。

西医治疗：抗病毒治疗（洛匹那韦利托那韦片、注射用重组人干扰素 α1b）及氧疗。

中医治疗

2 月 10 日一诊：发热，体温 38.8℃，咽干，乏力，纳差，左侧头部闷痛，舌淡，苔白。

处方：柴胡 30g，黄芩 15g，人参 10g，法半夏 12g，甘草

5g，生姜 15g，大枣 10g。

2月16日二诊：咽干、左侧头部闷痛好转，恶心，乏力，纳差，舌淡，苔白。

处方：柴胡 10g，黄芩 6g，人参 10g，法半夏 12g，甘草 5g，生姜 15g，大枣 10g。

2月19日三诊：恶心、乏力好转，饮食、二便正常。

按语： 该患者素有肝阳上亢，复感疫气，直接侵犯少阳，故见咽干、恶心、乏力、纳差、左侧头部闷痛。少阳经腑同病，故予柴胡解经邪、黄芩清腑热；半夏、生姜辛散，以助柴胡疏理少阳气郁，和胃降逆以止呕；人参、甘草、大枣补正气，助少阳正气以祛邪。诸药共奏扶正祛邪、和解少阳之功，则三焦经邪气清，故咽干、偏头痛好转。二诊时症见恶心、乏力、纳差，为脾气不足，故柴胡、黄芩减量，继予扶正治疗。三诊时诸症已愈。后复查胸部 CT 示病灶吸收，且连续两次新冠病毒核酸检测阴性，病愈出院。

病案 61

患者付某，女，70 岁。2020 年 2 月 1 日收入院。

主诉： 流涕、口苦 1 天。

病情简介： 患者于 2020 年 1 月 31 日因受凉后出现流涕、恶寒、全身酸痛、咽干、口苦，感颜面部发热，病程中患者无心悸、胸闷、胸痛、呼吸困难，无恶心、呕吐、腹痛、腹泻、腹胀，无头晕、视物旋转、耳鸣、肢体功能障碍等症状。1 月 31 日市疾控中心新冠病毒核酸检测结果回报阳性；胸部

CT 检查示两肺支气管血管束增多，散在微小结节影，右下肺点状钙化灶。实验室检查：白细胞 5.82×10^9/L，中性粒细胞 3.24×10^9/L，淋巴细胞 1.93×10^9/L；T 淋巴细胞 CD_3^+ 绝对计数 1231/μL，CD_4^+ 绝对计数 788/μL，CD_8^+ 绝对计数 411/μL。

既往史：既往体健。

流行病学史：经由武汉到昆明旅游，有新冠肺炎患者密切接触史。

诊断：新型冠状病毒肺炎（普通型）。

西医治疗：抗病毒治疗（洛匹那韦利托那韦片、干扰素）及氧疗。

中医治疗

2 月 2 日一诊：流涕，恶寒，全身酸痛，咽干，口苦，纳差，舌淡，有齿痕，苔薄黄。

处方：柴胡 20g，黄芩 12g，人参 10g，法半夏 10g，甘草 5g，生姜 15g，荆芥 10g，防风 10g，白芷 10g，香薷 10g。

2 月 8 日二诊：口干，口苦，舌淡，有齿痕，苔薄白。

处方：柴胡 20g，黄芩 12g，人参 10g，法半夏 12g，甘草 5g，生姜 15g，大枣 10g，炒鸡内金 10g（后下）。

2 月 14 日三诊：口干、口苦好转，乏力，纳差，舌淡，有齿痕，苔薄白。

处方：人参 10g，茯苓 10g，炒白术 15g，怀山药 15g，甘草 5g。

按语：本案患者外感初起，疫气侵犯太阳、少阳经，故见流涕、恶寒、全身酸痛、咽干、口苦；少阳气郁，胃气不和，故见纳差；素有脾气不足，故见齿痕舌。方予小柴胡汤扶正祛邪，调和少阳；加荆芥、防风、白芷祛风解表止痛。二诊时患者太阳表邪已解，给予小柴胡汤扶正祛邪、调和少阳。三诊时外邪已清，仍感乏力、纳差，为脾气受损，继予四君子汤加山药平补脾胃。后复查双肺CT示病灶吸收，且连续两次新冠病毒核酸检测阴性出院。

病案 62

患者陈某，男，52岁。2020年2月15日收入院。

主诉：咽拭子新冠病毒核酸检测阳性1天。

病情简介：患者因与家属共同进餐后出现口干、口苦，无寒战、发热、咳嗽、咳痰、胸闷、呼吸困难，无全身酸痛、乏力、腹泻、腹胀、恶心、呕吐等。2020年2月14日咽拭子新冠病毒核酸检测阳性。实验室检查：白细胞 3.19×10^9/L，中性粒细胞 1.43×10^9/L，淋巴细胞 1.46×10^9/L；T淋巴细胞 CD_3^+ 绝对计数 861/μL，CD_4^+ 绝对计数 466/μL，CD_8^+ 绝对计数 359/μL。胸部CT检查示双肺散在条片状、片状密度增高影，部分呈磨玻璃样改变，考虑感染性病变；双肺胸膜局限性增厚、粘连。

既往史：既往体健。

流行病学史：其家属为新型冠状病毒肺炎患者，曾与新型冠状病毒感染者聚餐。

诊断：新型冠状病毒肺炎（普通型）；细胞免疫低下；白细胞减少。

西医治疗：抗病毒治疗（注射用重组人干扰素 α1b、洛匹那韦利托那韦片）及氧疗。

中医治疗

2月15日一诊：口干，口苦，胸闷，舌淡，苔黄润。

处方：柴胡20g，黄芩6g，人参10g，法半夏12g，甘草5g，生姜10g，大枣6g，通草8g，桔梗6g。

2月21日二诊：体温正常，咽干、恶心、胸闷缓解，舌淡，苔薄白。

处方：柴胡10g，黄芩6g，人参6g，法半夏6g，甘草5g，生姜6g，大枣6g。

2月24日三诊：咽干、恶心、胸闷好转，舌淡，苔薄白。

处方：黄芪15g，人参10g，陈皮10g，白术10g，柴胡5g，升麻5g，知母5g，茯苓10g，甘草5g，薏苡仁15g。

按语：本案患者寒热往来、咽干、恶心、乏力、大便成形、舌淡苔白腻，为邪犯少阳，枢机不利所致。方予小柴胡汤加通草以和解少阳，清利湿邪。通草味甘淡，性微寒，功善清热利湿。患者湿邪不盛，故一味通草即可。二诊时寒热往来好转，咽干、恶心、乏力缓解，腻苔消退，湿邪已清，故去通草，继予小柴胡汤巩固。复查胸部CT示双肺病灶吸收，且连续两次新冠病毒核酸检测阴性，出院。该患者出院1周后随访出现胸闷、乏力、纳差、舌淡苔白，乃因肺脾两虚，给予健脾益气之补中益气汤。治疗2周后，症状好转，停药。

病案 63

患者陈某，女，17岁。2020年1月30日收入院。

主诉：咳嗽、发热4天。

病情简介：患者自 2020 年 1 月 27 日起出现干咳、恶寒、发热，体温最高 37.5℃，稍感双肩酸痛、乏力，否认胸闷、胸痛、鼻塞、流涕、咽痛，否认腹痛、腹泻、恶心、呕吐等。自服"感康"治疗，无好转，遂至发热门诊就诊。门诊予奥司他韦胶囊及强力枇杷露等治疗，症状无好转。2020 年 1 月 30 日查咽拭子新型冠状病毒核酸检测阳性，收住入院。实验室检查：白细胞 6.74×10^9/L，中性粒细胞 4.69×10^9/L，淋巴细胞 1.4×10^9/L；T 淋巴细胞 CD_3^+ 绝对计数 1129/μL，CD_4^+ 绝对计数 488/μL，CD_8^+ 绝对计数 544/μL。胸部 CT 检查示右上肺外带可见小结节影。

既往史：既往体健。

流行病学史：有武汉居住史，否认新冠肺炎患者密切接触史。

诊断：新型冠状病毒肺炎（轻型）。

西医治疗：抗病毒治疗（注射用重组人干扰素 α1b、洛匹那韦利托那韦片）及氧疗。

中医治疗

2 月 3 日一诊：寒热往来，咽干，恶心，乏力，大便成形，舌淡，苔白腻。

处方：柴胡 20g，黄芩 6g，人参 10g，法半夏 12g，甘草 5g，生姜 10g，大枣 6g，苍术 8g。

2 月 9 日二诊：体温正常，咽干、恶心缓解，舌淡，苔薄白。

处方：柴胡 10g，黄芩 6g，人参 6g，法半夏 6g，甘草 5g，生姜 6g，大枣 6g。

按语：本案患者寒热往来、咽干、恶心、乏力、大便成

形、舌淡苔白腻，为寒湿之邪侵犯少阳，枢机不利所致。《本草
正义》谓"但有舌浊不渴见证，茅术一味，最为必需之品"，茅
术即苍术。方予小柴胡汤和解少阳；加苍术健脾化湿。二诊时
寒热往来好转，咽干、恶心、乏力缓解，苔薄白，为湿邪已清，
故去苍术，继予小柴胡汤巩固。后复查胸部 CT 示双肺病灶吸
收，且连续两次新冠病毒核酸检测阴性，病愈出院。

病案 64

患者付某，男，38 岁。2020 年 2 月 12 日收入院。

主诉：发热 2 天。

病情简介：患者自 2020 年 2 月 10 日起出现发热，体温最高
37.4℃，伴有咳嗽、无痰、咽干、乏力，无咽痛、鼻塞、流涕、
头痛、肌肉酸痛、腹泻、呕吐等。2 月 12 日疾控中心新型冠状
病毒核酸检测阳性。实验室检查：白细胞 8.24×10^9/L，中
性粒细胞 5.97×10^9/L，淋巴细胞 1.78×10^9/L；T 淋巴细胞
CD_3^+ 绝对计数 1071/μL，CD_4^+ 绝对计数 576/μL，CD_8^+ 绝对计数
437/μL。胸部 CT 检查示双肺纹理增多、紊乱，左肺上叶纵隔旁
小结节。

既往史：既往体健。

流行病学史：有与新冠肺炎患者聚餐史。

诊断：新型冠状病毒肺炎（普通型）；细胞免疫低下。

西医治疗：抗病毒治疗（洛匹那韦利托那韦片、重组人干
扰素 α1b）及氧疗。

中医治疗

2月12日一诊：发热，体温37.3℃，干咳，咽干，口苦，二便正常，舌淡，苔白腻。

处方：柴胡20g，黄芩6g，人参10g，法半夏12g，甘草5g，生姜10g，大枣6g，桔梗6g。

2月16日二诊：热退，咳嗽好转，咽干，口苦，舌淡，苔薄白。

处方：柴胡10g，黄芩6g，人参6g，法半夏6g，甘草5g，生姜15g，大枣10g。

按语：本案患者为邪犯少阳，枢机不利，故见发热、干咳、咽干、口苦、乏力、舌淡尖红苔白腻。方予小柴胡汤和解少阳，扶正祛邪；其中生姜加大剂量，以辛温通阳、发散疫气。桔梗，《药性论》曰："桔梗……为诸药之舟楫，乃肺部之引经。"二诊时湿邪已祛，咳嗽好转，继予小柴胡汤去桔梗，和解少阳、调达枢机。复查胸部CT提示肺部病灶吸收，且连续两次新冠病毒核酸检测阴性，病愈出院。

病案 65

患者阮某，男，8岁。2020年2月2日收入院。

主诉：发热2次。

病情简介：患者于2020年1月16日出现发热，体温最高38℃，可自行下降。1月30日再次发热，体温38℃，伴咽干、乏力、纳差，否认咳嗽、咳痰、胸闷、胸痛、流涕、全身酸痛等，否认腹痛、腹泻、恶心、呕吐。2月1日昆明市第三人民医院咽拭子新型冠状病毒核酸检测阳性。实验室检查：白细胞 5.9×10^9/L，中性粒细胞 2.17×10^9/L，淋巴细胞 2.17×10^9/L；T 淋巴细胞 CD_3^+ 绝对计数 1342/μL，CD_4^+ 绝对计数 660/μL，CD_8^+ 绝对计数 583/μL。胸部 CT 检查示左上肺小结节。

既往史：既往体健。

流行病学史：由武汉到昆明旅游。其奶奶与姑姑患新型冠状病毒肺炎，有新冠肺炎患者密切接触史。

诊断：新型冠状病毒肺炎（轻型）。

西医治疗：抗病毒治疗（洛匹那韦利托那韦片，重组人干扰素 α 1b）及氧疗。

中医治疗

2 月 3 日一诊：寒热往来，体温最高 38.2℃，咽干，恶心，乏力，二便正常，舌淡尖红，苔白厚腻。

处方：柴胡 20g，黄芩 10g，人参 6g，法半夏 10g，甘草 5g，生姜 6g，大枣 6g，炒鸡内金 6g（后下），建曲 10g，杏仁 6g，白豆蔻 6g，厚朴 8g，佩兰 6g（后下），石菖蒲 10g，薏苡仁 15g。

2 月 6 日二诊：热退，咽干，恶心，乏力，大便成形，舌淡，苔薄白。

处方：柴胡 10g，黄芩 12g，人参 10g，法半夏 12g，甘草 5g，生姜 6g，大枣 6g。

按语： 本案患者为感受疫戾邪气，邪犯少阳，湿阻三焦，枢机不利，故见寒热往来、咽干、恶心、乏力、舌淡尖红、苔白厚腻。方予小柴胡汤合三仁汤和解少阳、扶正祛邪、疏利三焦；加鸡内金、建曲化湿祛邪。二诊时湿邪已祛，继予给小柴胡汤和解少阳，扶正祛邪。患儿男童，纯阳之体，感受寒湿之邪，治疗后病情迅速好转。后复查肺部 CT 示病灶吸收，且连续两次新冠病毒核酸检测阴性，病愈出院。

病案 66

患者付某，女，47 岁。2020 年 2 月 13 日收入院。

主诉：腹泻、发热、咳嗽 1 周。

病情简介：患者发热，体温最高 38℃，腹泻，每日解 3 ～ 5 次黄色稀便，无脓血，无腥臭味，乏力明显，咳嗽无痰，口干，精神、饮食差，小便正常，体重无改变。咽拭子新型冠状病毒核酸检测阳性。实验室检查：白细胞 $9.00×10^9$/L，中性粒细胞 $5.90×10^9$/L，淋巴细胞 $2.17×10^9$/L，血小板 $459.00×10^9$/L；血沉 35mm/h；T 淋巴细胞 CD_3^+ 绝对计数 1342/μL，CD_4^+ 绝对计数 660/μL，CD_8^+ 绝对计数 583/μL；血气分析：$SPO_2$90%，$PO_2$59mmHg。胸部 CT 检查示双肺多发斑片、片状磨玻璃影，双侧胸膜局限性增厚、粘连。

既往史：既往体健。

流行病学史：有与新冠肺炎患者聚餐史。

诊断：新型冠状病毒肺炎（重型）；急性呼吸衰竭。

西医治疗：抗病毒（洛匹那韦利托那韦片、重组人干扰素 α1b）、增强免疫力（丙种球蛋白）及无创呼吸机氧疗。

中医治疗

2 月 14 日一诊：干咳，胸闷喘促，口干不欲饮，全身酸痛，腹泻，每日解 3 ～ 5 次黄色稀便，无脓血、腥臭味，乏力，纳差，未发热，舌嫩红，有齿痕，无苔，有裂纹。

处方：北沙参 15g，南沙参 15g，麦冬 5g，人参 5g，五味子 3g，桔梗 10g，陈皮 10g，柴胡 5g，金银花 10g，桑叶 10g，蝉蜕 3g，芦根 10g，甘草 5g。

2 月 20 日二诊：腹泻、全身酸痛好转，干咳，乏力，口干，纳差，大便溏薄，舌尖红，有齿痕，苔黄腻。

处方：柴胡 10g，陈皮 10g，茯苓 10g，桔梗 10g，人参 10g，黄芩 10g，法半夏 10g，枳壳 5g，薏苡仁 10g，枇杷叶 10g，前胡 10g，芦根 10g。

2 月 24 日三诊：干咳、乏力、口干、纳差、便溏好转，咽痛，牙龈、口唇灼痛，全身散在红色皮疹，瘙痒，二便正常，舌红，苔无。

处方：金银花 10g，连翘 10g，桔梗 10g，芦根 15g，荆芥 10g，薄荷 5g（后下），玄参 10g，白茅根 10g，北沙参 10g，麦冬 10g，甘草 5g。

2 月 28 日四诊：皮疹消散，牙龈、口唇灼痛及咽痛好转，乏力，舌淡，苔薄白。

处方：人参 6g，茯苓 8g，莲子心 8g，桔梗 6g，白扁豆 6g，薏苡仁 20g，山药 20g。

按语： 本案患者病情进展快，入院时即出现呼吸衰竭，立即予无创机械通气、抗病毒、增强免疫力等治疗。太阴温病病变在手太阴肺经及足太阴脾经。疫气侵袭肺卫，卫外失司，故全身酸痛、干咳；湿邪阻肺困脾，肺宣肃失司，则见干咳、胸闷、喘促；脾之升清降浊功能失调，故纳差、乏力、腹泻、口渴。舌质嫩红、无苔有裂纹，为腹泻导致脾胃津伤及邪毒伤津耗气。故以加味参麦饮合金银花、连翘、陈皮益气生津，清热解毒，驱邪外出。二诊时腹泻、全身酸痛好转，津液来复；大便溏薄，苔黄腻，为脾虚湿盛之象，投以国医大师邓铁涛教授之加参温胆汤治疗。人参加量，补脾肺之气，补气以生津液，补脾以生血液。黄腻苔渐退，为湿热毒邪渐轻。三诊时患者因卫营同病，卫有邪阻，阴虚血热，营有热逼，使血液瘀于皮肤表面血络而发疹。治以清热凉血，用银翘散清解卫热；沙参麦冬汤加白茅根、玄参滋阴凉血以息风，热清则风自灭。四诊时诸症皆消，以参苓白术散补益肺脾收官。该患者随访1年，未见复发。

病案 67

患者包某，男，45岁。2020年2月6日收住入院。

主诉：发热、头痛、乏力10天，咳嗽、咳痰1天。

病情简介：患者于2020年1月27日无明显诱因出现发热，体温最高38.5℃，畏寒，头痛，乏力，全身肌肉酸痛，自服"阿莫西林、风寒感冒冲剂、藿香正气胶囊、抗病毒颗粒"，症状无改善，于1月30日自测体温38.5℃，未就诊。2月5日上述症状加重，并出现咳嗽，咳少量黄色脓痰，量5～10mL，伴活动后气促、胸闷，无咳血、胸痛、呼吸困难，无心悸、心慌，无腹痛、腹胀、反酸、嗳气、恶心、呕吐，无头晕、头痛，无眩晕、视物旋转、耳鸣，无肢体功能障碍等。昆明市第三人民医院新冠病毒核酸检测结果回报阳性。胸部CT检查示左上肺磨玻璃片状影，收住入院。实验室检查：白细胞 3.22×10^9/L，淋

巴细胞 $1.64×10^9/L$；T 淋巴细胞 CD_3^+ 绝对计数 701/μL，CD_4^+ 绝对计数 308/μL，CD_8^+ 绝对计数 380/μL。

既往史：2005 年曾行"肛周脓肿"切除术。

流行病学史：否认新冠肺炎患者接触史，否认到过疫区。

诊断：新型冠状病毒肺炎（普通型）；白细胞减少；细胞免疫缺陷。

西医治疗：给予氧疗、抗病毒（洛匹那韦利托那韦片、注射用重组人干扰素 α1b）、增强免疫力（丙种球蛋白）及抗炎（甲强龙）治疗。

中医治疗

2 月 6 日一诊：寒热往来，体温最高 37.7℃，咳嗽，咳少许黄色稠痰，伴有胸闷，动则气喘，乏力，口苦，舌质淡红，苔黄腻。

处方：柴胡 15g，黄芩 6g，人参 10g，法半夏 10g，甘草 5g，生姜 10g，大枣 10g，黄连 6g，瓜蒌 10g，厚朴 10g。

2 月 12 日二诊：热已退，口苦好转，喘促缓解，咳嗽无痰，胸闷，乏力，夜间汗出，醒后不止，解大便无力，大便成形，纳差，舌淡红，苔黄腻润。

处方：桂枝 10g，干姜 10g，陈皮 10g，桔梗 10g，大枣 10g，细辛 5g，茯苓 30g，附子 9g（先煎），百部 15g，五味子 10g，甘草 5g。

2 月 18 日三诊：咳嗽、喘促、胸闷、汗出好转，纳差，乏力，舌质淡红，苔薄白。

处方：黄芪 15g，人参 10g，陈皮 10g，白术 10g，柴胡 5g，升麻 5g，知母 5g，茯苓 10g，桔梗 5g，甘草 5g，建曲 10g，薏

苡仁 15g。

按语： 该患者病机为湿热闭肺，遏阻三焦，枢机不利，故见发热、咳嗽、咳少许黄色稠痰，伴有胸闷、气喘、乏力、口苦、苔黄腻。方予小柴胡汤和解少阳，扶正祛邪；合小陷胸汤宽胸散结，清化痰热。二诊时发热、口苦、喘促缓解。湿为阴邪，易伤阳气，营卫不和，则夜间汗出，醒后不止，解大便无力，故方以桂枝去芍加麻黄细辛附子汤。《金匮要略论注》曰："药既用桂、甘、姜、枣以和其上，而复用麻黄、附子、细辛少阴剂以治其下，庶上下交通而病愈，所谓也。"《古今名医方论》曰："用附子、姜、桂以生阳之气，麻黄、细辛以发阳之汗，甘草、大枣以培胃脘之阳，使心下之水饮外达于皮毛。"方中茯苓、陈皮、大枣健脾化湿；百部、五味子、桔梗宣肺化痰止咳。全方共奏振奋阳气、调和营卫、温化水饮之功，故夜间汗出自止、解大便自如、胸闷喘促自愈。三诊时纳差、乏力，为肺脾受损，予补中益气汤善后。后复查胸部 CT 示肺部病灶吸收好转，且咽拭子新冠病毒核酸检测阴性，病愈出院。

病案 68

患者郭某，男，31 岁。2020 年 9 月 20 日收入院。

主诉： 新冠病毒相关检测结果异常 1 天。

病情简介： 患者于 2020 年 9 月 19 日从乌兹别克斯坦塔什干回国，机场海关查新冠病毒抗体 IgG、IgM 阳性、核酸检测阳性。否认头晕、乏力，否认流清涕、鼻塞、咳嗽、咳痰，否认腹痛、腹泻，否认尿频、尿急、尿痛，否认嗅觉、味觉减退。实验室检查：中性粒细胞百分比47.6%，淋巴细胞百分比43.0%，单核细胞百分比8.1%。大便、咽拭子新冠病毒核酸阳性。胸部CT检查示左肺上叶及右肺下叶实性小结节。

既往史：既往体健。

流行病学史：患者于2019年9月25日起在乌兹别克斯坦塔什干工作。乌兹别克斯坦塔什干为新冠肺炎疫情高发地。

诊断：新型冠状病毒肺炎（普通型）。

西医治疗：抗病毒治疗（干扰素及阿比多尔）。

中医治疗

9月22日一诊：患者少腹疼痛，右侧鼻嗅觉消失，味觉减退，咽干，口苦，饮食、二便正常，舌淡，有齿痕，苔薄白润，脉弦。

处方：柴胡10g，黄芩12g，人参10g，法半夏12g，细辛6g，冰片6g，芍药10g，甘草5g，生姜6g，大枣6g。

9月26日二诊：患者少腹疼痛缓解，右侧鼻嗅觉消失，味觉减退，咽干，饮食、二便正常，舌淡，有齿痕，苔薄白润。方药同前。

9月30日三诊：患者少腹疼痛、咽干好转，右侧鼻嗅觉、味觉恢复，饮食、二便正常，舌淡，有齿痕，苔薄白润。

处方：柴胡10g，黄芩12g，人参10g，法半夏12g，甘草5g，生姜6g，大枣6g，茯苓12g，陈皮10g，厚朴10g。

10月4日四诊：患者乏力，睡眠、饮食、二便正常，舌淡，有齿痕，苔薄白。

处方：黄芪20g，人参10g，茯苓10g，白术10g，甘草6g。

按语：本案患者少腹疼痛、咽干、口苦、脉弦，为少阳经证。单侧鼻嗅觉失灵，味觉减退，乃因湿性重浊，闭阻清窍所致。齿痕舌，为平素正气不足。辨证为邪犯少阳，清窍失灵。治以和解少阳、辛温通窍、缓急止痛。方予小柴胡汤和解少阳，扶正祛邪；加细辛、冰片芳香开窍。细辛散寒止痛，宣通鼻窍。冰片《本草纲目》载："通诸窍。"《本草经疏》曰："芳香之气，能辟一切邪恶。"两药一温一寒，宣通清窍。白芍缓急止痛。新冠病毒为寒湿之邪，其性黏滞，气行则湿化，故加用厚朴行气燥湿。脾主运化，湿邪易阻遏气机，故予平胃散合四君子汤健脾化湿。

病案 69

患者洪某，女，48 岁。2020 年 9 月 28 日收入院。

主诉：发现新冠病毒相关检测结果异常 1 天。

病情简介：患者于 2020 年 9 月 27 日由缅甸仰光回国，海关查咽拭子新冠病毒核酸阳性，收入院。患者无头晕、乏力，无流清涕、鼻塞，无发热，咳嗽，无咳痰，无腹痛、腹泻，无尿频、尿急、尿痛。实验室检查：中性粒细胞百分比 74.7%，淋巴细胞百分比 15.8%，单核细胞百分比 9.3%，淋巴细胞 0.78×10^9/L；血沉 34mm/h；T 淋巴细胞 CD_3^+ 绝对计数 560/μL，CD_4^+ 绝对计数 406/μL，CD_8^+ 绝对计数 127/μL、CD_4/CD_8 比值 3.20；PO_2 60mmHg；钾 3.24mmol/L。痰、大便、咽拭子新冠病毒核酸检测均呈阳性。胸部 CT 检查示左肺下叶后基底段低密度斑片影。

既往史：既往体健。

流行病学史：患者在缅甸仰光工作半年，当地有新冠肺炎流行病学史。否认新冠肺炎患者密切接触史。

诊断：新型冠状病毒肺炎（普通型）；细胞免疫缺陷；低钾血症；低氧血症。

西医治疗：氧疗、抗病毒治疗（阿比多尔片及干扰素）、抗感染治疗（莫西沙星）。

中医治疗

9月30日一诊：平素纳差，易腹泻，怠惰嗜卧，不思饮食，口淡无味，二便正常，舌淡，有齿痕，苔薄白，脉细。

处方：黄芪20g，党参15g，陈皮10g，白术10g，柴胡5g，升麻5g，知母5g，炒神曲10g，桔梗5g，甘草5g，苍术10g，蚕沙10g（包煎）。

10月5日二诊：发热，体温38.3℃，咳嗽，咳黄色黏液痰，轻微胸闷，怠惰嗜卧，不思饮食，焦虑，大便溏薄，舌淡，有齿痕，苔薄黄腻，脉细濡。

处方：柴胡20g，黄芩10g，人参6g，法半夏10g，甘草5g，生姜6g，大枣6g，炒鸡内金6g（后下），建曲10g，杏仁6g，白豆蔻6g，厚朴8g，佩兰6g（后下），石菖蒲10g，薏苡仁15g。

10月8日三诊：热退，胸闷缓解，咳嗽，咳白色黏液痰，怠惰嗜卧，不思饮食，焦虑，舌淡，有齿痕，苔薄白腻，脉细。

处方：柴胡20g，黄芩10g，人参6g，法半夏10g，甘草5g，生姜6g，大枣6g，桔梗10g，黄芪16g，茯苓10g，陈皮10g。

10月12日四诊：胸闷、咳嗽、咳痰好转，怠惰嗜卧，不思饮食，舌淡，有齿痕，苔薄白滑，脉细。

处方：人参 8g，茯苓 10g，白术 10g，陈皮 10g，苍术 10g，厚朴 9g，枳实 8g。

10 月 22 日五诊：晨起咳嗽，咳黄色脓痰，量少，半夜自觉发热、烦躁，咽干欲饮，舌淡，有齿痕，苔薄腻，脉弦。

处方：柴胡 12g，黄芩 10g，人参 6g，法半夏 10g，甘草 5g，桔梗 10g，桑白皮 10g。

10 月 27 日六诊：咳嗽、咳黄痰好转，自觉发热、烦躁不安、咽干欲饮缓解，舌淡，有齿痕，苔薄腻，脉弦。

处方：柴胡 12g，黄芩 10g，人参 6g，法半夏 10g，甘草 5g。

按语：少阳为开阖之枢，是病邪出入之户，既可拒邪于外，亦可引邪于内。薛生白《湿热论》曰："湿热病属阳明太阴者居多，中气实则病在阳明，中气虚则病属太阴。"肺、脾同属太阴，然肺居膈上，为阳中之阴；脾居膈下，为阴中之至阴。脾以升为主，肺以降为顺。本案患者平素脾气不足，长期居处湿气较重之地，复感寒湿之疫，太阴脾气虚弱，正气不足，无力抵御外邪，内外湿邪相加于脾，故脾虚湿盛。方予补中益气汤合温化寒湿之苍术、厚朴，候正气充盛，祛邪于少阳；加蚕沙除湿和胃，以化浊毒。二诊时出现少阳证，予小柴胡汤合清利湿邪之三仁汤，候三焦气机宣畅，则热退。三诊时脾虚湿盛，予异功散合平胃散健脾燥湿；再次出现少阳证，予小柴胡汤治疗后病情好转出院。后随访 14 天，新冠病毒核酸检测持续阴性。

病案 70

患者陈某，男，34 岁。2020 年 11 月 5 日收入院。

主诉：发现新冠病毒相关检测结果异常 1 天。

病情简介：患者于 2020 年 11 月 4 日从缅甸仰光回国，机场海关咽拭子新冠病毒核酸检测结果阳性，收入院。病程中患者无头晕、头痛，无乏力，无流清涕、鼻塞，无发热、咳嗽，无咳痰，无腹痛、腹泻，无尿频、尿急、尿痛等。实验室检查：白细胞 3.70×10^9/L，中性粒细胞 2.40×10^9/L，淋巴细胞 0.93×10^9/L；T 淋巴细胞 CD_3^+ 绝对计数 638/μL，CD_4^+ 绝对计数 460/μL，CD_8^+ 绝对计数 144/μL，CD_4/CD_8 比值 3.20；$PO_2$60mmHg；尿糖（+++），尿比重 1.047，尿酮体（++）；空腹血糖 15.20mmol/L；C 反应蛋白 26.20mg/L；血沉 34mm/h。胸部 CT 检查示左肺及双肺下叶可见片絮、条索影，密度不均，边界欠清，双侧局部胸膜粘连。

既往史：既往体健。

流行病学史：患者长期在缅甸仰光工作。否认新冠病毒感染者接触史。

诊断：新型冠状病毒肺炎（普通型）；2 型糖尿病；糖尿病酮症酸中毒；低氧血症。

西医治疗：氧疗、抗病毒治疗（利巴韦林、干扰素雾化吸入）、抗感染治疗（莫西沙星）及降糖治疗。

中医治疗

11 月 6 日一诊：口苦，形体虚胖，否认咽干、咳嗽、咳痰、胸闷、乏力、发热、全身酸痛，饮食、二便正常，舌淡胖大，有齿痕，苔白质润，脉沉细。

处方：柴胡 20g，黄芩 10g，人参 6g，法半夏 10g，甘草 5g，生姜 6g，大枣 6g，厚朴 8g，薏苡仁 15g，蚕沙 10g(包煎)，苍术 10g。

11 月 10 日二诊：咽干缓解，乏力，胸闷，头晕，焦虑，大便溏薄，舌淡胖大，有齿痕，苔白腻，脉沉细。

处方：茯苓 16g，桂枝 12g，白术 10g，甘草 10g，淡附片 12g（先煎），肉桂 10g，人参 10g，干姜 8g，蚕沙 10g（包煎），苍术 10g。

11 月 16 日三诊：四肢逆冷，恶寒，两颊发红，纳差，小便利，大便成形，舌淡胖大，有齿痕，苔薄白，脉沉细。

处方：淡附片 18g（先煎），肉桂 10g，人参 10g，干姜 10g，甘草 6g，葱白 1 根。

11 月 22 日四诊：面色正常，四肢逆冷、恶寒缓解，纳差，小便利，大便成形，舌淡胖大，有齿痕，苔薄白，脉细。

处方：淡附片 12g（先煎），肉桂 10g，人参 10g，干姜 8g，桂枝 12g，白术 10g，甘草 10g。

12 月 2 日五诊：四肢逆冷、恶寒好转，乏力，饮食、二便正常，舌淡胖大，有齿痕，苔微腻，脉缓。

处方：人参 6g，茯苓 8g，莲子肉 8g，桔梗 6g，白扁豆 6g，薏苡仁 20g，山药 20g，蚕沙 10g（包煎），苍术 10g，砂仁 10g（后下）。

按语： 患者平素形体虚胖，有 2 型糖尿病基础病，舌体胖大，有齿痕，脉沉，为素有阳气不足之象。新冠病毒为寒湿疫邪，加之正值昆明寒冬之际。薛生白《湿热病篇》曰："太阴内伤，湿饮停聚，客邪再至，内外相引。"内外寒湿之邪迅速由少阳三焦经传至太阴经，内陷少阴经，故一诊予小柴胡汤加苍术、薏苡仁、蚕沙，以宣畅少阳、疏利三焦、除湿化浊。二诊予苓桂术甘汤合附桂理中汤温中散寒、健脾祛湿。三诊予通脉四逆散回阳救逆。四诊予附桂理中汤温中健脾。病情好转，后期肺脾气虚，故予参苓白术散加苍术健脾渗湿、补益脾肺收官。

病案 71

患者谢某，男，49 岁。2020 年 2 月 2 日收住院。

主诉：畏寒、发热 4 天。

病情简介：患者于 4 天前无明显诱因出现畏寒，伴有发热，体温最高 38℃。患者精神及纳食差，稍有干咳，无胸闷及胸痛，无腹痛。2020 年 1 月 30 日肺部 CT 检查示双肺感染性病变。口服药物（具体不详）治疗，症状无好转，为进一步诊治来我院。胸部 CT 检查考虑病毒性肺炎，建议复查。新型冠状病毒性肺炎核酸检测阳性。

既往史：既往健康。

流行病学史：其子为武汉返乡人员。

诊断：新型冠状病毒肺炎。

西医治疗：氧疗、抗感染、抗病毒等对症治疗。

中医治疗

2 月 21 日一诊：热退，但精神差，食欲减退，乏力，二便调，舌胖大，苔薄黄。

处方：干姜 6g，党参 10g，猫爪草 10g，炙甘草 6g，柴胡

6g，牡蛎 30g（先煎），夏枯草 10g，秦艽 10g，徐长卿 10g，仙鹤草 30g。

2 月 29 日二诊：精神转佳，食欲增加，乏力减轻，二便调，舌胖大，苔薄白。守方继用，善后。

按语：该患者入院时发热，经西医规范治疗后热退，但精神差、食欲减退。新冠肺炎的核心病理因素为"湿毒"。理中汤以温中祛寒、补气健脾为主要功效，一方面可祛除寒湿疫毒之邪，另一方面可培土生金。随着病情进展，正气不断耗损，故加仙鹤草益气补虚。影像学提示肺部磨玻璃影等以外带为主的间质性改变，故加猫爪草、牡蛎散结。徐长卿，《神农本草经》记载："主……蛊毒，疫疾，邪恶气，温疟。"加之有清疫毒之功。

病案 72

患者蔡某，女，48 岁。2020 年 1 月 31 日收住院。

主诉：发热伴咳嗽 10 天。

病情简介：患者 10 天前无明显诱因出现干咳、咳少许白黏痰，伴有发热（体温最高 38℃）、口干，有轻度腹痛、腹泻，否认咽痛、鼻塞、流涕、胸闷、心慌、呼吸困难等不适，为求进一步诊疗到门诊就诊。胸部 CT 检查示：肺部感染，病毒性肺炎不排除。新冠病毒核酸检测阳性，门诊以"肺部感染"收入院。

既往史：有慢性肠炎病史。

流行病学史：长期居住于赤壁市，否认新冠肺炎患者接触史。

诊断：新型冠状病毒肺炎（普通型）。

西医治疗：氧疗、抗病毒、抗感染、抗炎等对症治疗。

中医治疗

2月9日一诊：咳嗽，咳少许白色黏痰，无发热，未诉腹痛、腹泻及其他不适，纳眠可，舌淡红，苔白腻。2020年2月7日双肺CT检查符合新型冠状病毒肺炎表现，病灶范围大致同前（2020年1月31日）。

处方：麻黄6g，杏仁10g，生石膏30g（先煎），瓜蒌皮30g，藿香10g，青蒿10g，白术10g，桃仁10g，神曲15g，葶苈子10g，草果6g，苍术10g，槟榔10g，甘草10g。

2月15日二诊：咳嗽减轻，干咳少痰，腹痛，腹泻，每日5～6次，小便如常，纳可，眠差，无畏寒、发热、心慌、胸闷、呼吸困难等不适，舌淡红，苔白腻。2020年2月14日双肺CT检查符合新型冠状病毒性肺炎表现（较前部分吸收）。

处方：干姜8g，党参15g，炒白术15g，炙甘草10g，桂枝15g，茯苓15g，泽泻10g，猪苓10g。

2月18日三诊：轻度咳嗽，腹痛消失，大便成形，每日1～2次，纳可，眠差，无发热，舌淡红，苔薄白腻。新冠病毒核酸检测结果为阴性。

处方：桂枝30g，生白芍30g，生龙骨35g（先煎），煅牡蛎35g（先煎），炙甘草10g，大枣15g，厚朴10g，生姜15g，茯神15g，杏仁10g，款冬花10g。

2月21日四诊：睡眠改善，诸症消失。出院前两次新冠病毒核酸检测结果均为阴性。予以出院。

按语：该患者为确诊病例普通型，以干咳为主症，双肺CT

检查符合新型冠状病毒性肺炎表现，属于中医疫病范畴。疫毒为其主要致病之邪。发病时，患者干咳、咳白痰，提示邪毒犯肺，肺失宣降；外邪侵袭，正气奋起抗争，正邪交争，卫阳失于宣发，郁而发热。经西医抗病毒、抗炎等治疗后热退。一诊时患者干咳，咳少许白痰，已无发热，苔腻，提示湿邪存在，证属湿热疫毒郁肺。方用麻杏石甘汤化裁清宣肺热、健脾燥湿。二诊时咳嗽减轻，但腹痛、腹泻明显，提示脾虚湿邪为患。肺为脾之子，宜运用培土生金之法，以健脾渗湿为主，方用理中汤合五苓散补脾益肺、温中利湿。三诊时患者轻度咳嗽，腹痛、泄泻消失，舌苔薄白腻较前减退，湿邪渐退；患者眠差，乃因阴阳失调，阳不入阴，心神不敛。方用桂枝加龙骨牡蛎汤潜镇安神；加厚朴、杏仁、款冬花燥湿化痰止咳；加茯神宁心安神助眠。诸症消失而病愈。

病案 73

患者邓某，男，35 岁。2020 年 2 月 2 日收入院。

主诉：干咳 1 周，发热 1 天。

病情简介：患者 1 周前无明显诱因出现咳嗽，干咳少痰，咽干不适，同时出现发热，体温最高 37.8℃，无鼻塞、流涕，无心慌、胸闷、呼吸困难，无腹痛、腹泻。门诊肺部 CT 检查示肺部感染，收住院。2020 年 2 月 1 日胸部 CT 检查示左肺上叶感染性病变，考虑病毒性肺炎。2020 年 2 月 3 日新型冠状病毒核酸检测阳性。

既往史：否认特殊病史。

流行病学史：患者于 2020 年 1 月 22 日接触从武汉返赤壁

患者。其父亲为我院确诊新型冠状病毒肺炎患者。

诊断：新型冠状病毒肺炎（普通型）。

西医治疗：内科 1 级护理，生命征监护；予氧疗、抗病毒、抗感染、抗炎、抗肺纤维化等对症治疗。

中医治疗

2 月 11 日一诊：咳嗽，干咳少痰，恶心，纳差，无发热、呼吸困难，纳眠可，二便调，舌淡红，苔白腻。

处方：麻黄 6g，杏仁 10g，生石膏 30g（先煎），瓜蒌皮 30g，藿香 10g，青蒿 10g，白术 10g，桃仁 10g，神曲 15g，葶苈子 10g，草果 6g，苍术 10g，槟榔 10g，甘草 10g。

2 月 20 日二诊：咳嗽，干咳少痰，恶心消失，纳可，眠差，小便正常，大便稀溏，每日 1 ～ 2 次，舌淡红，苔白腻。2020 年 2 月 19 日胸部 CT 检查示双肺病灶较前部分吸收，密度减低。2020 年 2 月 19 日复查咽拭子新冠病毒核酸检测阳性。

处方：党参 10g，干姜 6g，白术 10g，木香 10g，砂仁 10g（后下），款冬花 10g，苏子 10g，藿香 10g，佩兰 10g，茵陈 10g，炙甘草 10g。

2 月 23 日三诊：患者咳嗽减少，干咳少痰，纳可，睡眠改善，二便调，舌淡红，苔薄白腻。

处方：党参 10g，干姜 6g，白术 10g，木香 10g，砂仁 10g（后下），款冬花 10g，苏子 10g，藿香 15g，佩兰 10g，茵陈 10g，炙甘草 10g，徐长卿 15g。

2 月 26 日四诊：患者偶有咳嗽，干咳少痰，纳眠可，二便调，舌淡红，苔薄白。2 月 23 日、25 日复查 2 次咽拭子新冠病毒核酸阴性。

处方：党参 10g，白术 10g，干姜 6g，木香 10g，砂仁 10g（后下），款冬花 10g，苏子 10g，藿香 15g，佩兰 10g，茵陈 10g，炙甘草 10g，徐长卿 15g。

2 月 29 日五诊：患者咳嗽止，纳眠可，二便调，舌淡红，苔薄白。患者 2 月 28 日复查胸部 CT 示病灶较前明显吸收。患者出院前两次咽拭子新冠病毒核酸检测阴性。

按语：该患者为新型冠状病毒肺炎普通型，属于中医学"疫病"范畴，病因是感受"疫疠"之气而发病。中医认为湿热疫毒是其发病的主要病机，"湿、毒、热"为其主要病理因素。一诊时患者干咳少痰，此为"寒湿疫毒"闭肺，入里化热，邪热壅肺，肺失宣降所致，治宜辛凉宣泄、清肺止咳，方用麻杏石甘汤化裁清热化痰、健脾燥湿。二诊时患者仍咳嗽、咳痰，但病灶较前吸收，恶心消失，病情处于恢复期，并出现大便稀溏。《灵枢·经脉》曰："肺手太阴之脉，起于中焦，下络大肠，还循胃口，上膈属肺。"肺脾同属太阴脉，在疾病演变过程中，两经亦可相互影响。同气相求，太阴、阳明互为表里，故肺、脾与胃、大肠可同治。舌苔白腻，提示脾气亏虚。寒湿为患，故以理中汤温中祛寒、补气健脾；加砂仁、木香、藿香、佩兰、茵陈化湿醒脾；款冬花、苏子利肺止咳。三诊时咳嗽减轻，舌苔薄白腻，故于前方加徐长卿除湿通络。四诊时偶有咳嗽，咽拭子新冠病毒核酸检测转阴，继服上方巩固疗效。五诊时患者咳嗽消失，病情好转予以出院。

病案 74

患者龚某，女，37 岁。2020 年 1 月 21 日收入院。

主诉：咳嗽 12 天，头痛 3 天，发热 2 天。

病情简介：患者于 2020 年 1 月 12 日从广州乘坐高铁回赤壁后间断咳嗽，以干咳为主。患者 3 天前感头痛。2 天前出现发热，最高体温达 38.5℃，且感咳嗽加重，咳少许白痰，伴有头晕、胸闷、心慌、恶心、纳差、乏力等不适，无鼻塞、流涕、咽痛，无喘息、气促，无胸痛、咳血，无腹痛、腹泻，无尿频、尿急等不适。1 月 21 日胸部 CT 检查提示右肺下叶感染。专家组会诊诊断为"可疑新型冠状病毒肺炎"，收住院治疗。

既往史：患者既往无特殊病史。

流行病史：患者于 2020 年 1 月 12 日从广州乘坐高铁回赤壁，中途在汉口火车站停留 3 小时。

诊断：新型冠状病毒肺炎。

西医治疗：予氧疗、抗病毒、抗感染、抗炎、抗肺纤维化等对症治疗。

中医治疗

2 月 22 日一诊：患者无发热，无咳嗽咳痰，稍感头晕，活动后稍心慌、气促，无腹痛、腹泻，食欲、睡眠尚可，二便调，舌淡红，苔薄白。

处方：党参 10g，白术 15g，干姜 6g，炙甘草 10g，当归 10g，黄芪 15g，木香 10g，砂仁 10g（后下）。

2 月 25 日二诊：头晕减轻，无发热，无咳嗽咳痰，饮食情况好，睡眠欠佳，大小便无异常，舌淡红，苔薄白。

处方：党参10g，白术15g，干姜6g，炙甘草10g，当归10g，黄芪15g，远志6g，木香10g，砂仁10g（后下）。

2月28日三诊：患者一般情况可，未诉不适，舌淡红，苔薄白。昨日复查新冠病毒核酸阴性。2月26日复查胸部CT示右下肺小斑片影。

处方：干姜6g，党参10g，生白术10g，炙甘草10g，苏子10g，款冬花10g。

按语：患者入院时咳嗽发热，为可疑新型冠状病毒肺炎。一诊时患者稍感头痛，活动后稍有心慌气促，舌淡红，苔薄白，为邪气已去，处于疾病恢复期。因而拟使用培土生金法健脾益气，提高机体免疫力，帮助疾病恢复。故方选理中汤温中健脾；加木香、砂仁化湿行气；黄芪、当归入脾经，补益气血。二诊时患者睡眠欠佳，故于上方加远志安神助眠。三诊时患者未诉不适，新冠病毒核酸检测阴性，予继服理中汤培土生金，并加苏子、款冬花降气化痰。

病案 75

患者龚某，男，40岁。2020年1月30日收入院。

主诉：咽痛6天，发热5天。

病情简介：患者于2020年1月24日到武汉工作。1月25日患者出现发热，伴咳嗽，多为干咳，无胸闷及胸痛。1月28日来我院行胸部CT检查提示未见异常，仍伴发热。1月30日复查胸部CT示病毒性肺炎。患者儿子及妹妹也相继出现低热，遂入院进一步诊治。病程中，患者精神及体力下降，睡眠尚可，大小便未见明显异常，体重无明显变化。

既往史：无特殊病史，否认食物、药物过敏史。

流行病学史：患者曾于 2020 年 1 月 24～25 日在武汉工作。

诊断：新型冠状病毒肺炎。

西医治疗：予氧疗、抗病毒、抗感染、抗炎、抗肺纤维化等对症治疗。

中医治疗

2 月 22 日一诊：患者诉咳嗽稍好转，咳少许白色黏痰，伴有心悸、胸闷，无发热、胸痛，无腹痛、腹泻，纳眠可，二便调，舌胖大，苔薄白。

处方：射干 10g，麻黄 6g，紫菀 10g，细辛 3g，五味子 10g，款冬花 10g，半夏 10g，秦艽 10g，徐长卿 10g。

2 月 25 日二诊：患者无发热，稍有咳嗽，少痰，无心悸、胸闷、呼吸困难等，舌胖大，苔薄白。

处方：干姜 6g，白术 10g，党参 10g，炙甘草 10g，苏子 10g，款冬花 10g。

出院前连续 2 次（间隔 1 天）新冠病毒核酸检测阴性。2 月 23 日复查胸部 CT 示双肺感染较前吸收，遂予出院。

按语： 患者咳嗽、咳白色黏痰、苔薄白，提示寒湿疫毒犯肺，通调水道失司，湿聚成痰，痰阻气逆，故见咳嗽咳痰；心悸、胸闷乃因痰多，阻滞上焦，扰动心神。治宜温肺化饮，降气化痰，方选射干麻黄汤。二诊时患者稍有咳嗽，余无不适，复查胸部 CT 示病灶较前吸收。《石室秘录》中有曰："治肺之法，正治甚难，当转治以脾，脾气有养，则土自生金。"恢复期患者，因肺病日久，娇脏本虚，肺为脾之子，则出现子盗母气的生克变化，致脾脏受损。故以理中汤温中健脾祛湿，以补其母；加苏子、款冬花利肺止咳，巩固疗效。

病案 76

患者柳某，男，31 岁。2020 年 1 月 29 日收入院。

主诉：发热 5 天，伴咳嗽 2 天。

病情简介：患者 2020 年 1 月 21 日从武汉回赤壁。5 天前出现发热，为低热，无头痛及全身酸痛，无咳嗽、咽痛、鼻塞、流涕、胸闷、心慌、气促等不适，无腹痛、腹泻。2 天前出现干咳，口服感冒药及抗生素无好转，腹泻 2 次，量少。1 月 29 日来我院测体温 38.5℃，门诊胸部 CT 检查提示病毒性肺炎可能，血常规示白细胞计数减少。为求进一步诊疗，门诊以"肺部感染"收入院。

既往史：患者否认有高血压病、糖尿病、心脏病、手术史及药物过敏史。

流行病学史：患者于 2020 年 1 月 21 日从武汉回赤壁。

诊断：新型冠状病毒肺炎。

西医治疗：内科 1 级护理，生命征监测，予氧疗、抗病毒、抗感染、抗炎、抗肺纤维化等对症治疗。

中医治疗

2 月 21 日一诊：患者未发热，咳嗽，干咳少痰，无心慌、胸闷、气促，无恶心、呕吐，无腹痛、腹泻，纳眠可，二便调，舌淡红，苔白腻。

处方：党参 10g，干姜 6g，炒白术 15g，炙甘草 10g，苏子 10g，

款冬花 10g, 桔梗 10g, 柴胡 10g, 牡蛎 15g (先煎), 秦艽 10g。

2月24日二诊：无发热，咳嗽，干咳少痰，无心慌、胸闷、气促，无恶心、呕吐，无腹痛、腹泻，纳眠可，二便调，舌淡红，苔白腻。

处方：干姜 6g, 白术 10g, 党参 10g, 炙甘草 9g, 木香 10g, 砂仁 10g (后下), 苏子 10g, 款冬花 10g。

2月27日三诊：咳嗽咳痰不明显，无呼吸困难，无咳血，无胸痛，无心悸、胸闷，无头痛及头晕，无消化道症状，精神好，食欲好，睡眠好，舌淡红，苔薄白。

处方：干姜 6g, 白术 10g, 党参 10g, 炙甘草 9g, 苏子 10g, 款冬花 10g。

患者诸症消失，复查前 2 次新冠病毒核酸检测阴性，复查胸部 CT 示肺部感染灶较前吸收，予出院。

按语：患者为新型冠状病毒肺炎。一诊时以咳嗽为主，余无其他不适，舌苔白腻，提示寒湿较盛，困于中焦，中焦脾胃虚弱，不能运化水湿，进而出现咳嗽。故以培土生金法为治则，治以温中祛寒、补气健脾。方用理中汤；加苏子、款冬花、桔梗理气宣肺，降气止咳；加柴胡疏利三焦。大病之后，阴津亏损，正气亏虚，虚热内生，以牡蛎咸寒存阴，秦艽清虚热。二诊时患者仍有咳嗽，舌苔仍白腻。据五行学说，脾属土，而肺属金，土生金，土乃金之母，故脾为肺之母。脾胃虚寒，脾为湿困，母病及子，脾胃之湿痰上干于肺，痰湿之邪与外感相合，则肺失宣降而作嗽；邪留连于肺，肺为娇脏，易受内外之邪侵袭而伤，而脾为肺之母，土旺则金旺，土衰则金衰。故其治本之法在于培土生金，方用理中汤温中除湿、健脾益气；加砂仁、木香理气化湿；加苏子、款冬花宣肺降气止咳。三诊时呼吸道症状消失，舌苔薄白，腻苔消退，提示湿邪消散，故于前方基础上去木香、砂仁，继予补脾益气，扶助正气。

病案 77

患者柳某，男，54 岁。2020 年 1 月 26 日收入院。

主诉：咳嗽 2 天，伴气短半天。

病情简介：患者 2020 年 1 月 24 日从武汉回赤壁后出现咳嗽，干咳少痰，口干，无发热，无咽痛、鼻塞、流涕、胸闷、心慌等不适，无腹痛、腹泻，胸部 CT 检查示双肺感染性病变，遂在家隔离观察。1 月 25 日咳嗽加重，伴有胸闷气短，无发热。1 月 26 日咽拭子新冠病毒核酸检测阳性，收住入院。

既往史：无慢性病史。

流行病学史：有疫区旅行史。

诊断：新型冠状病毒肺炎（普通型）。

西医治疗：生命征监测，予氧疗、抗病毒、抗感染、抑酸护胃、维持水和电解质平衡等对症治疗。

中医治疗

2 月 14 日一诊：患者无发热，偶咳嗽，干咳少痰，感乏力，无胸闷、胸痛、气促等不适，无畏寒及腹痛、腹泻，二便调，舌暗红，苔白腻。

处方：北柴胡 15g，炒黄芩 15g，法半夏 9g，贯众 15g，徐长卿 15g，藿香 15g，苍术 15g，厚朴 15g，焦槟榔 9g，煨草果 9g，云苓 45g，薏苡仁 30g，炒神曲 15g，生麻黄 9g，杏仁 9g，生姜 15g，大枣 9g，炙甘草 6g。

2月22日二诊：患者咳嗽减轻，干咳少痰，大便干，自汗，舌淡红，苔薄白。21日新冠病毒核酸检测结果阴性。

处方：桂枝 15g，白芍 20g，厚朴 10g，杏仁 10g，炙甘草 10g，大枣 10g，生姜 10g，枳实 10g。

2月25日三诊：患者咳嗽明显减轻，无痰，胸闷气短，二便调，舌淡红，苔白腻。22日胸部 CT 检查提示左上肺少许纤维灶。

处方：干姜 6g，党参 10g，白术 10g，甘草 10g，薏苡仁 45g，砂仁 10g（后下），苏子 10g，款冬花 10g。

2月28日四诊：患者咳嗽消失，胸闷气短缓解，二便调，舌淡红，苔薄白，余无不适。今日复查胸部 CT，与 2 月 28 日与 2 月 22 日 CT 片对比，病灶基本吸收。

处方：干姜 6g，党参 10g，白术 10g，炙甘草 6g，苏子 10g，款冬花 10g。

2020 年 3 月 1 日，患者治疗后连续两次复查新冠病毒核酸阴性（2 月 27 日、2 月 29 日）；且 2 月 28 日与 2 月 22 日胸部 CT 片对比示病灶基本吸收，符合影像学出院条件，遂办理出院。

按语：该患者为新型冠状病毒肺炎普通型，以咳嗽为主症。"寒湿疫毒"由表入里，其途经半表半里，致少阳枢机不利；加之患者口干、胸闷，说明有邪犯少阳之征。治宜和解少阳，故方选小柴胡汤化裁；去人参，考虑疾病初期以邪实为主，避免闭门留寇；加藿香、苍术、厚朴、徐长卿、煨草果、云苓、薏苡仁燥湿化痰，祛中焦寒湿；麻黄、杏仁降气止咳；槟榔行气利水；贯众清热解毒。二诊时患者咳嗽减轻、白腻苔消退，乃因营卫失和，改用桂枝汤调和营卫；杏仁、厚朴肃降肺胃气机，化痰止咳；大便干，加枳实理气通便。三诊时患者咳嗽减轻、舌苔白腻，提示寒湿之邪复生，久病肺脾两虚，湿邪困脾，宜助脾运化，加强脾胃之功。方用理中汤加减，温中散寒除湿；薏苡仁、砂仁健脾渗湿；苏子、款冬花降气化痰止咳。四诊时患者咳嗽消失，白腻苔退至薄白，提示湿邪渐去，故于前方基础上去薏苡仁、砂仁，继服出院。

病案 78

患者陶某，女，46 岁。2020 年 1 月 31 日收住院。

主诉：发热伴咳嗽 5 天。

病情简介：患者 5 天前无明显诱因出现发热，伴咳嗽，以干咳为主，无咽痛、鼻塞、流涕、胸闷、心慌、气促等不适，无腹痛、腹泻，未做特殊治疗，到医院就诊。1 月 31 日胸部 CT 检查示病毒性肺炎。门诊以"病毒性肺炎"收入院。2 月 1 日咽拭子新冠病毒核酸检测阳性。

既往史：否认高血压、糖尿病、冠心病、肝炎、肺结核等病史，无食物及药物过敏史。

流行病学史：诉于 2020 年 1 月 22 日与从武汉返乡人员聚餐。

诊断：新型冠状病毒肺炎（普通型）。

西医治疗：予氧疗、抗病毒、抗感染等对症治疗。

中医治疗

2月9日一诊：患者诉夜间稍咳，以干咳为主，无发热、畏寒，无胸闷、气喘，无头痛、头晕，无恶心、呕吐，无腹痛、腹泻，二便调，舌红，苔白腻。2月6日双肺CT检查符合病毒性肺炎改变，双肺病灶较前范围稍增大。

处方：麻黄6g，杏仁10g，生石膏30g（先煎），瓜蒌皮30g，藿香10g，青蒿10g，白术10g，桃仁10g，神曲15g，葶苈子10g，草果6g，苍术10g，槟榔10g，甘草10g。

2月16日二诊：患者诉无咳嗽、咳痰，无发热、气促，无头晕、心慌，精神、食欲尚可，腹泻，小便正常，舌淡红，苔白腻。新冠病毒核酸检测阳性。

处方：干姜6g，党参15g，白术15g，姜半夏10g，木香10g，砂仁10g（后下），苏子10g，款冬花10g，炙甘草10g，猪苓10g，茯苓15g，泽泻10g，桂枝15g。

2月19日三诊：患者诉无咳嗽、咳痰，无发热、气促，无头晕、心慌，精神、食欲尚可，二便调，舌淡红，苔白腻。2月18日胸部CT检查示双肺病灶较前部分吸收。

处方：苍术10g，陈皮10g，厚朴10g，炙甘草10g，茯苓15g，泽泻10g，桂枝15g，炒薏苡仁45g，猪苓10g。

2月22日四诊：患者诉头晕、咳嗽，上腹部不适，无发热、心慌、气促，精神、食欲尚可，二便调，舌淡红，苔薄白。新冠病毒核酸检测阳性。

处方：柴胡15g，黄芩15g，党参10g，半夏10g，桂枝15g，白芍10g，大枣10g，生姜10g，炙甘草10g，炒山药35g，炒薏苡仁35g，芡实10g。

2月25日五诊：患者一般情况可，诉头晕、咳嗽情况明显好转，无发热、心慌、气促，精神、食欲尚可，二便调，舌淡红，苔薄白。

处方：党参10g，干姜6g，白术10g，炙甘草10g，苏子10g，款冬花10g。

2月28日六诊：患者一般情况可，诉偶感咳嗽，无其他不适，舌淡红，苔薄白。复查胸部CT示双肺病灶较前部分吸收。新冠病毒核酸检测阴性。

处方：党参10g，干姜6g，白术10g，炙甘草10g，苏子10g，款冬花10g。

3月2日七诊：患者一般情况可，诉偶感咳嗽，无其他不适，舌淡红，苔薄白。

处方：党参10g，干姜6g，白术10g，炙甘草10g，苏子10g，款冬花10g。

按语： 本案患者确诊新型冠状病毒性肺炎（普通型），以咳嗽为主症，伴发热。一诊时患者干咳，已无发热，但胸部CT复查示病灶范围较前增大，舌红，苔白腻，提示湿热邪毒较盛，壅阻于肺。治以辛凉宣泄、清肺化痰，方用麻杏石甘汤化裁清热化痰、燥湿健脾益气。二诊时患者呼吸道症状已不明显，舌苔仍然白腻，大便溏，提示久病肺脾两虚。运用培土生金之法，扶正祛邪，以达到肺脾同调的作用，方用理中汤合五苓散。理中汤温中散寒、健脾益气；五苓散健脾渗湿；木香、砂仁行气化湿；苏子、款冬花、半夏降气止咳化痰。三诊时患者胸部CT复查示病灶较前吸收，舌苔仍然白腻，予胃苓汤健脾行气渗湿。四诊时患者头晕、咳嗽复作，伴上腹部不适，但白腻苔消退，提示寒湿之邪渐退。疫毒邪气入里，邪犯少阳，方用柴胡桂枝汤宣通内外，和解少阳；加山药、薏苡仁、芡实健脾渗湿。五诊时患者头晕、咳嗽明显好转，疾病正处于恢复期，当扶助正气，脾为后天之本，因而方用理中汤温中健脾益气；加苏子、款冬花利肺止咳。六诊时患者新冠病毒核酸转阴，偶感咳嗽，前方继服。七诊时继服上方，巩固疗效。

病案 79

患者田某，男，30岁。2020年2月5日收入院。

主诉：发热3天，咳嗽2天。

病情简介：患者于2020年1月22日从武汉回赤壁。自诉入院3天前受凉后出现畏寒、发热，以午后低热为主（体温不详），无明显寒战，感头晕、乏力、厌食，无头痛，感口渴，否认咽痛、鼻塞、流涕、胸闷、心慌等不适，无腹痛、腹泻，在家隔离观察。2天前出现咳嗽，干咳，为求进一步诊疗来院。2月4日胸部CT检查示左肺感染，病毒性肺炎不排除，门诊以"肺部感染"收入院。

既往史：否认特殊病史。

诊断：新型冠状病毒肺炎。

西医治疗：予氧疗、抗感染、抗病毒、抗炎等对症治疗。

中医治疗

2月9日一诊：偶有咳嗽，少痰，胃痛，纳差，二便调，舌淡红，苔白腻。

处方：麻黄6g，杏仁10g，生石膏30g（先煎），瓜蒌皮

30g，藿香 10g，青蒿 10g，白术 10g，桃仁 10g，神曲 15g，葶苈子 10g，草果 6g，苍术 10g，槟榔 10g，甘草 10g。

2月15日二诊：偶有咳嗽，少痰，胃痛，纳差，眠可，舌淡红，苔白腻。

处方：干姜 8g，党参 15g，生白术 15g，炙甘草 10g，木香10g，砂仁 10g（后下），鸡内金 15g（后下）。

2月18日三诊：腹胀反酸，纳眠可，二便调，舌淡红，苔薄白。复查肺部 CT 示病灶较前吸收明显。

处方：姜半夏 9g，黄连 6g，黄芩 6g，干姜 6g，党参 10g，鸡内金 15g，木香 6g，砂仁 6g（后下），大枣 10g，生姜 10g。

2月21日四诊：咳嗽止，纳眠可，略反酸，余正常，舌淡红，苔薄白。患者昨日最高体温 37.6℃。

处方：姜半夏 9g，黄连 6g，黄芩 6g，干姜 6g，鸡内金 15g（后下），木香 6g，砂仁 6g（后下），柴胡 15g，党参 10g，桂枝15g，旋覆花 10g（包煎）。

2月23日五诊：患者一般情况可，无发热，无咳嗽，纳眠可。患者症状明显缓解，连续 3 天无发热，新冠病毒核酸检测阴性。2月21日复查肺部 CT 提示左肺病灶部分吸收，右肺胸膜增厚、粘连，遂予以办理出院手续。

按语： 本案患者为新型冠状病毒肺炎患者，以咳嗽为主症。一诊时患者干咳、少痰，已无发热，苔腻，提示湿邪存在，故证属湿热疫毒郁肺，方用麻杏石甘汤化裁清宣肺热、燥湿健脾。二诊时患者偶有咳嗽，伴胃痛、纳差。痰湿疫毒伤肺，肺气亏虚，肺脾互为子母，久而伤脾，肺脾两虚。脾胃互为表里，同属中焦，胃失和降，气机不畅，故胃痛；痰湿留滞中焦，运化失司，故纳差。治以培土生金，除湿化瘀。方用理中汤健脾益气，调和脾胃；木香行气止痛，健脾消食；砂仁健脾化湿；鸡内金健胃消食。三诊时患者胃痛、纳差消失，白腻苔消退，伴反酸。肝火横逆犯胃，木郁作酸，故见反酸。方用半夏泻心汤寒热平调；加木香行气止痛，健脾消食；砂仁健脾化湿；鸡内金健胃消食。四诊时患者咳嗽消失，但有低热。前方加柴胡、桂枝和解表里退热；加旋覆花降逆。

病案 80

患者谢某，男，53 岁。2020 年 2 月 4 日收入院。

主诉：阵发性咳嗽伴乏力 5 天。

病情简介：患者 5 天前出现阵发性咳嗽，咳黄色黏痰，量多，无痰中带血，伴咽部不适，无发热，无鼻塞、流涕，伴胸痛、呼吸困难，无明显心悸、胸闷，无腹痛、腹泻，来我院行相关检查。2 月 4 日胸部 CT 检查示双下肺感染，考虑病毒性肺炎。新冠病毒核酸检测结果阴性，以"病毒性肺炎"收住院。

流行病学史：患者有疫区相关人员接触史。

西医治疗：予氧疗、抗病毒、抗感染、抗炎等对症支持治疗。

中医治疗

2 月 9 日一诊：咳嗽，咳黄色黏痰，量多，伴有咽部不适，胸痛，呼吸困难，二便调，舌红，苔白腻。

处方：麻黄 6g，杏仁 10g，生石膏 30g（先煎），瓜蒌皮 30g，藿香 10g，青蒿 10g，白术 10g，桃仁 10g，神曲 15g，葶莳子 10g，草果 6g，苍术 10g，槟榔 10g，甘草 10g。

2月15日二诊：咳嗽，少痰，腹胀纳差，胃胀痛，舌暗红胖大，苔白腻。2月10日复查胸部 CT 示：左下肺少许感染，病灶范围较前（2月4日）明显吸收；右下肺纤维灶。

处方：干姜 8g，党参 15g，生白术 15g，炙甘草 10g，木香 10g，砂仁 10g（先煎），苏子 10g，款冬花 10g。

2月18日三诊：患者诉咳嗽明显好转，无痰，腹胀纳差消失，无发热，无心慌、胸闷及其他不适，舌淡红，苔薄白。口服中药制剂未见明显不良反应，一般情况尚可。临床症状控制后可考虑出院，转其他医院治疗，出院前第一次查新型冠状病毒性核酸阴性。

处方：干姜 6g，党参 15g，生白术 15g，炙甘草 10g，木香 10g，砂仁 10g（后下），苏子 10g，款冬花 10g，藿香 15g，佩兰 15g，姜黄 10g，柴胡 10g，赤小豆 15g。

2月19日四诊：患者无特殊不适，舌淡红，苔薄白。出院前第二次查新型冠状病毒核酸阴性。经院内专家组会诊后同意患者出院。

按语：患者有与疫区人员接触史，以病毒性肺炎收住院，以咳嗽、咳痰为主症。一诊时患者咳嗽，咳黄色黏痰，量多，提示湿热疫毒郁肺；苔腻，提示湿邪存在。方用麻杏石甘汤化裁清宣肺热，健脾化湿。二诊时患者咳嗽、咳黄色黏痰症状好转，伴腹胀纳差，胃胀痛；加之舌苔白腻，提示寒象较盛。故以理中汤加减温中散寒；加木香、砂仁健脾理气，温中和胃；加苏子、款冬花降气化痰止咳。三诊时患者咳嗽明显好转，无痰，腹胀、纳差消失，加藿香、佩兰芳香化湿；柴胡和解退热；

姜黄、赤小豆行气利湿。

病案 81

患者张某，女，48 岁。2020 年 1 月 26 日收入院。

主诉：咳嗽 2 天，伴气短半天。

病情简介：患者 2020 年 1 月 24 日从武汉回赤壁后出现咳嗽，干咳少痰，口干，无发热，无咽痛、鼻塞、流涕、胸闷、心慌等不适，无腹痛、腹泻，胸部 CT 检查示双肺感染性病变，在家隔离观察。1 月 25 日诉咳嗽加重，伴有胸闷气短，无发热。1 月 26 日咽拭子新冠病毒核酸检测阳性，收住入院。

既往史：无慢性病史。

流行病学史：有疫区旅行史。

诊断：新型冠状病毒肺炎（普通型）。

西医治疗：监测生命体征，予氧疗、抗病毒、抗感染、抑酸护胃、维持水和电解质平衡等对症治疗。

中医治疗

2 月 14 日一诊：患者无发热，偶咳嗽，干咳少痰，感乏力，无胸闷、胸痛、气促等不适，无畏寒及腹痛、腹泻，二便调，舌暗红，苔白腻。

处方：北柴胡 15g，炒黄芩 15g，法半夏 9g，贯众 15g，徐长卿 15g，藿香 15g，苍术 15g，厚朴 15g，焦槟榔 9g，煨草果 9g，云苓 45g，薏苡仁 30g，炒神曲 15g，生麻黄 9g，杏仁 9g，生姜 15g，大枣 9g，炙甘草 6g。

2 月 22 日二诊：患者咳嗽减轻，干咳少痰，恶风自汗，大便干，舌淡红，苔薄白。2月21日新冠病毒核酸检测阴性。

处方：桂枝15g，白芍20g，杏仁10g，炙甘草10g，大枣10g，生姜10g，生白术30g，枳实10g，厚朴10g。

2月25日三诊：患者咳嗽明显减轻，无痰，感胸闷、气短，二便调，舌淡红，苔白腻。2月22日胸部CT检查示左上肺少许纤维灶。

处方：干姜6g，党参10g，白术10g，炙甘草10g，砂仁10g（后下），苏子10g，款冬花10g，薏苡仁45g。

2月28日四诊：患者咳嗽消失，胸闷、气短缓解，二便调，舌淡红，苔薄白腻。2月22日胸部CT检查示左上肺少许纤维灶。今日复查胸部CT示病灶基本吸收。

处方：干姜6g，党参10g，白术10g，苏子10g，款冬花10g，炙甘草6g。

患者治疗后连续2次复查新冠病毒核酸阴性（2月27日、2月29日）。2月28日与2月22日胸部CT检查结果对比示病灶基本吸收，符合影像学出院条件，遂办理出院。

按语：该患者为新型冠状病毒肺炎（普通型），以咳嗽为主症。寒湿疫毒由表入里，经半表半里，致少阳枢机不利；加之患者口干、胸闷，说明有邪犯少阳之征。治宜和解少阳，故方选小柴胡汤；去人参，考虑疾病初期邪实为主，避免过用滋补，闭门留寇；加藿香、苍术、厚朴、徐长卿、煨草果、云苓、薏苡仁燥湿化痰，祛中焦寒湿；麻黄、杏仁宣降肺气；槟榔行气利水；贯众清热解毒。二诊时患者咳嗽减轻，恶风自汗，乃因营卫失和，改用桂枝汤调和营卫；大便干，故加白术、枳实、厚朴理气通腑。三诊时患者咳嗽减轻、舌苔白腻，提示寒湿之邪复生，此时宜助脾运化，加强脾胃之功。方用理中汤加减，温中散寒除湿；薏苡仁、砂仁健脾渗湿；苏子、款冬花降气化痰止咳。四诊时患者咳嗽消失、胸闷气短缓解、苔薄白腻，提示湿邪渐去，于前方基础上去薏苡仁、砂仁，继服出院。

病案 82

患者邹某，男，34 岁。2020 年 1 月 30 日收住院。

主诉：干咳 1 周，加重伴气短胸闷 2 天。

病情简介：患者于 1 周前从武汉回到赤壁后出现咳嗽，干咳少痰，口渴，无发热、咽痛、鼻塞、流涕、全身酸痛，无腹痛、腹泻，在家隔离观察。1 月 28 日感咳嗽加重，伴有胸闷气短，胸部 CT 检查示双肺感染，病毒性肺炎不排除。1 月 30 日以"肺部感染"收住院。

既往病史：否认急慢性病史。

流行病学史：入院前 1 周从武汉回到赤壁。

诊断：新型冠状病毒肺炎（普通型）。

西医治疗：予氧疗、抗感染、化痰、抗病毒、抗炎、抑酸护胃等对症治疗。

中医治疗

2 月 9 日一诊：患者夜间咳嗽较多，干咳少痰，无发热、恶心呕吐、腹痛腹泻，二便调，舌淡红，苔黄白腻。

处方：麻黄 6g，杏仁 10g，生石膏 30g（先煎），瓜蒌皮 30g，藿香 10g，青蒿 10g，白术 10g，桃仁 10g，神曲 15g，葶苈子 10g，草果 6g，苍术 10g，槟榔 10g，甘草 10g。

2月12日二诊：患者仍干咳少痰，伴有胸闷气短，胃痛，恶心，干呕，腹泻，每日2次，小便正常，舌淡红，苔白腻。复查新冠病毒核酸阳性。患者因胃痛停服中药。

2月16日三诊：患者仍咳，干咳少痰，伴有胸闷气短，腹痛，恶心，干呕，腹泻，每日2次，小便正常，舌淡红，苔白腻。

处方：干姜6g，党参10g，白术10g，木香10g，砂仁10g（后下），苍术10g，陈皮10g，厚朴10g，炙甘草10g，苏子10g，款冬花10g。

2月19日四诊：患者干咳减少，胃痛消失，大便成形，每日1～2次，气短乏力，头晕，舌淡红，苔薄白。复查肺部CT示双肺感染灶基本消失。

处方：干姜6g，党参10g，白术10g，木香10g，砂仁10g（后下），苍术10g，陈皮10g，厚朴10g，炙甘草10g，苏子10g，款冬花10g，仙鹤草30g，薏苡仁45g。

2月22日五诊：患者诸症消失，纳眠可，二便调，舌淡红，苔薄白。

处方：木香10g，砂仁10g（后下），干姜6g，党参10g，白术10g，苍术10g，陈皮10g，厚朴10g，炙甘草10g，苏子10g，款冬花10g，仙鹤草30g，薏苡仁45g。

经治疗患者诸症消失，出院前两次新冠病毒核酸检测阴性（2月20日、21日），复查胸部CT示肺部感染灶基本吸收，遂予出院。

按语：该患者为新型冠状病毒肺炎（普通型），属中医"疫病"范畴，以咳嗽、咳痰为主症。一诊时患者夜间咳嗽较多，干咳少痰，苔黄白腻，提示湿热疫毒郁肺，方用麻杏石甘汤化裁清热宣肺，健脾化湿。二诊时患者仍干咳少痰，伴有胸闷、气短、胃痛、恶心、干呕、泄泻，因胃痛停服中药。三诊时患者咳嗽，干咳少痰，伴胸闷气短、腹痛腹泻、恶心干呕，加之舌苔白腻，提示寒湿较盛。故以理中汤化裁温中散寒；加木香、陈皮理气健脾；砂仁、苍术、厚朴燥湿止泻；加苏子、款冬花降气化痰止咳。四诊时患者干咳减少，胃痛消失，大便成形，伴气短乏力、头晕，继续治以补脾益肺、温中燥湿。上方加仙鹤草益气补虚；加薏苡仁健脾除湿。五诊时患者诸症消失，继予前方健脾益肺、温中燥湿巩固疗效。六诊时诸症消失，两次新冠病毒核酸检测阴性，胸部 CT 检查示肺部感染灶基本吸收，遂予出院。

病案 83

患者万某，女，35 岁。2020 年 2 月 5 日收住入院。

主诉：干咳 1 周。

病情简介：患者于 1 周前无明显诱因出现干咳，呈阵发性，以夜间为重，无痰，否认有发热、胸闷、明显呼吸困难等症，自行口服止咳糖浆（具体不详），稍好转。2 月 4 日到门诊就诊，行胸部 CT 检查提示双肺感染性病变，考虑新型冠状病毒肺炎疑似病例，收住院。

既往史：既往体健。

流行病学史：有武汉疫区及相关感染患者接触史。

西医治疗：予氧疗、抗病毒、抗感染、化痰等对症支持治疗。

中医治疗

2月15日一诊：咳嗽痰少，胸闷不适，胃胀，纳差，舌淡红，苔薄白腻。

处方：干姜6g，党参15g，生白术15g，炙甘草10g，苏子15g，藿香10g，砂仁10g（后下），木蝴蝶10g，款冬花10g。

2月18日二诊：咳嗽减轻，痰少，咽干痒，自汗，无胸闷、胃胀，舌淡红，苔薄白。

处方：桂枝20g，白芍20g，杏仁10g，苏子10g，桔梗10g，木蝴蝶10g，炙甘草10g，全瓜蒌15g，生姜10g，大枣10g，射干10g。

2月21日三诊：咳嗽减轻，咳少量黏痰，咽干痒，昨日出现低热，体温最高37.4℃，无胸闷、气喘、呼吸困难，舌淡红苔薄白。

处方：桂枝20g，白芍20g，杏仁10g，苏子10g，桔梗10g，木蝴蝶10g，炙甘草10g，全瓜蒌15g，生姜10g，大枣10g，射干10g。

2月24日四诊：患者仍感低热，偶有咳嗽，痰少，伴口干，无胸闷、呼吸困难等症，舌淡红，苔薄白。

处方：柴胡15g，党参10g，半夏10g，黄芩10g，牡蛎15g（先煎），秦艽15g，青蒿15g，炙甘草10g，白芍25g，桂枝25g，大枣5g，生姜15g。

2月28日五诊：患者无发热，无特殊不适，舌淡红，苔薄白。出院前两次新型冠状病毒核酸检测阴性，复查肺部CT示病变较前吸收，经院内专家组会诊后同意出院。

按语：该患者为疑似病例，症状轻，以咳嗽为主症。一诊时患者有胸闷不适、胃胀不舒等症伴见，加之舌苔白腻，提示寒象较盛，故以理中汤加减以温中散寒。《金匮要略》载："胸痹心中痞，留气结在胸，胸满，胁下逆抢心，枳实薤白桂枝汤主之。人参汤亦主之。"这里的人参汤实则乃理中汤是也。加木香、砂仁以健脾理气，温中和胃。加苏子、款冬、木蝴蝶以润肺下气，化痰止咳。二诊时患者胸闷、胃胀之症除，且白腻苔消退，寒邪已除，改用桂枝汤以调和营卫。三诊时患者症状与二诊时相差无几，故而守方继服。四诊时患者偶有咳嗽，痰少，仍有低热，提示表证已清；伴口干，示邪犯少阳，故以柴胡桂枝汤投之。大病之后，阴津亏损，正气亏虚，虚热内生，故加牡蛎咸寒存阴；加秦艽、青蒿清虚热。

病案 84

患者余某，女，55 岁。2020 年 1 月 31 日收住入院。

主诉：乏力 9 天，发热、咳嗽 2 天。

病情简介：患者于 9 天前无明显诱因出现乏力，门诊查胸部 CT 未见异常，血常规提示淋巴细胞数目减少，予奥司他韦胶囊口服治疗，乏力症状无明显改善。2 天前出现发热、咳嗽，自测体温 38.0℃，伴有少许咳痰，感头痛、恶心，否认有鼻塞、流涕、心慌、胸闷、气促、腹痛、腹泻等不适，外院查胸部 CT 提示病毒性肺炎可能，遂收入院治疗。2 月 1 日咽拭子新冠病毒核酸检测阳性，且入院前 2 次胸部 CT 变化可见病灶快速进展，病灶范围大。

既往史：2017 年曾行颌下腺肿瘤切除术及中耳炎手术。否认有高血压、糖尿病、心脏病病史。

流行病学史：2020 年 1 月 19 日与从武汉回赤壁的朋友聚餐。

诊断：新型冠状病毒肺炎（重型）。

西医治疗：予氧疗、抗感染、抗病毒、抗炎、增强免疫等对症支持治疗。

中医治疗

2 月 21 日一诊：患者咳嗽，咳痰，咽部异物感明显，伴左下肢疼痛，眠差易醒，大便不畅，2 次 / 日，舌淡胖，苔薄黄。

处方：半夏 10g，厚朴 15g，苏子 10g，苏叶 10g，茯苓 50g，生姜 15g，藿香 15g，远志 10g，柴胡 10g，牡蛎 15g（先煎），桔梗 10g，射干 10g，炙甘草 10g。

2 月 24 日二诊：患者咽部异物感明显消退，咳嗽咳痰减轻，眠差，伴夜间盗汗，时有干呕，呕则汗出，二便调，舌淡胖，苔黄腻。

处方：桂枝 30g，生白芍 30g，牡蛎 25g（先煎），生龙骨 25g（先煎），大枣 15g，炙甘草 10g，生姜 10g。

2 月 27 日三诊：睡眠明显改善，已无盗汗、干呕，偶有咳嗽咳痰，量少，二便调，舌淡胖，苔薄白腻。

处方：干姜 6g，生白术 10g，党参 10g，炙甘草 6g，苏子 10g，款冬花 10g。

患者治疗后连续复查两次新冠病毒核酸阴性。复查胸部 CT 示病灶较前明显吸收。患者达到出院标准，办理出院。

按语： 该患者为新冠肺炎确诊患者，且属于重型，虽咳嗽、咳痰症状不重，但影像学表现进展较快，实验室检查亦支持诊断。患者年逾五旬，病情进展快，痰气郁结在喉，如物梗阻，故一诊时咽中异物感明显。投以半夏厚朴汤化裁，加桔梗、射干以利咽喉，加柴胡以疏肝解郁；大便不畅，舌胖大，提示湿邪为患，湿气盛，加藿香以芳香化湿；眠差易醒，加远志、牡蛎以重镇安神，祛痰开窍。二诊时患者睡眠已改善，咽中异物感消失，出现干呕、盗汗之症，苔黄腻，乃营卫不和，虚阳上扰之象。故以桂枝汤调和营卫；加龙、牡以重镇安神，平肝潜阳。三诊时诸症均退，仅偶有咳嗽咳痰，量少，舌胖大，苔薄白，为寒邪困里。予理中汤温中散寒；加苏子、款冬花润肺降气，化痰止咳。

病案 85

患者余某，女，55 岁。2020 年 1 月 31 日收住入院。

主诉：间断腹泻、乏力 10 天，伴咳嗽、发热 2 天。

病情简介：患者 10 天前与武汉朋友聚餐后出现腹泻，每日解黄色稀便 3 次，乏力明显，未予特殊处理。2 天前患者出现咳嗽，多为干咳，伴有发热，自测体温 37.3℃，无胸闷及呼吸困难，无胸痛，在家未予特殊处理。门诊行胸部 CT 示病毒性肺炎可能，遂收入院治疗。2 月 1 日咽拭子新冠病毒核酸检测阳性。

既往史：既往有慢性胃炎病史 1 年；有高血压病史 2 年，血压最高 180/100mmHg，不规律口服药物治疗，具体不详。

流行病学史：有武汉居住史。

诊断：新型冠状病毒肺炎（普通型）。

西医治疗：予氧疗、抗感染、抗病毒等对症治疗。

中医治疗

2月16日一诊：晨起咳嗽明显，咳少量黄黏痰，伴胃胀不舒，时有呕吐，大便稀溏，无发热，舌淡红，苔薄白。

处方：干姜8g，党参15g，炒白术15g，炙甘草10g，苏子15g，款冬花10g，薏苡仁45g，冬瓜仁10g，木香10g，砂仁10g（后下），炒神曲30g，黄芩10g。

2月19日二诊：患者咳嗽已不明显，偶咳少许白色黏痰，偶有自汗，无胃胀，二便调。鉴于患者症状明显改善，复查肺CT示病灶较前吸收，投以玉屏风颗粒益气固表。

按语：患者为新冠肺炎确诊病例，属普通型，以消化道症状为主，伴咳嗽咳痰。一诊时患者大便稀溏，提示脾胃寒湿；伴胃胀，说明兼有脾胃气机不畅，气机失调。故以理中汤为主方温中散寒；加木香、砂仁、神曲以健脾行气和胃；加薏苡仁渗湿健脾；晨起咳嗽明显，为肺气失宣，加苏子以降气化痰；邪气入里化热，炼液成痰，故咳黄黏痰，加冬瓜仁、黄芩以清热化痰。二诊时患者诸症均减，病情向好，但大病之后，卫气虚弱，不能固护卫表，遂以玉屏风颗粒益气固表。

病案 86

患者刘某，男，55岁。2020年1月30日收住入院。

主诉：咳嗽5天。

病情简介：患者5天前出现咳嗽，以干咳为主，无发热，稍感咽部不适，否认鼻塞、流涕、胸闷、心慌等不适，无腹痛、腹泻，在家隔离观察。自觉症状渐加重，至医院行胸部CT提示：双肺改变。考虑病毒性肺炎，收入院治疗。2月2日新冠病毒核酸检测阳性。

既往史：既往体健。

流行病学史：1月24日由外地回赤壁。

诊断：新型冠状病毒肺炎（普通型）。

西医治疗：予氧疗、抗感染、抗病毒、抗炎等对症支持治疗。

中医治疗

2月21日一诊：患者自诉饭后咳嗽明显，无痰，无发热、胸闷胸痛，伴胃脘部疼痛，二便调，舌淡红，苔薄白。

处方：干姜6g，生白术30g，党参10g，炙甘草10g，苏子10g，杏仁10g，款冬花10g，柴胡15g，牡蛎15g（先煎），姜黄10g，徐长卿10g。

2月24日二诊：患者咳嗽明显减轻，胸闷胸痛亦减轻，仍感胃脘部疼痛，以胀痛为主，二便调，舌淡红，苔薄白。效不更方，予前方基础上加郁金、延胡索。

处方：干姜6g，生白术30g，党参10g，炙甘草10g，柴胡15g，牡蛎15g（先煎），姜黄10g，徐长卿10g，苏子10g，杏仁10g，款冬花10g，郁金10g，延胡索10g。

2月29日三诊：患者咳嗽已不明显，胸闷胸痛、胃脘部疼痛缓解，二便调，舌淡红，苔薄白。

处方：干姜6g，生白术30g，党参10g，炙甘草10g，柴胡15g，牡蛎15g（先煎），姜黄10g，徐长卿10g，苏子10g，杏仁10g，款冬花10g，郁金10g，延胡索10g。

患者治疗后连续两次新冠病毒核酸检测阴性。复查胸部CT

示病灶较前明显吸收。患者达到出院标准，办理出院。

按语：患者为新冠肺炎确诊病例普通型，以咳嗽为主要症状。一诊时感饭后咳嗽明显。《黄帝内经》云："五脏六腑皆令人咳，非独肺也。"加之有胃脘部疼痛症状，提示肺胃蕴邪，投以理中汤温中散寒；肺病及脾，脾胃气机不畅，易横逆犯肝，故加柴胡、姜黄以疏肝解郁、活血行气；加徐长卿以祛疫毒；苏子、杏仁、款冬花宣肺止咳、润肺化痰。全方有肺胃同治之功。二诊时患者诸症均减，但胃脘部疼痛仍存，故以上方加郁金、延胡索以增强行气活血止痛之效。三诊时患者诸症缓解，继服前方巩固疗效。

病案 87

患者张某，女，32 岁。2020 年 1 月 23 日收入院。

主诉：咳嗽伴四肢酸痛 3 天。

病情简介：患者于 2020 年 1 月 15 日从武汉经由天门回赤壁。1 月 20 日开始渐起咳嗽，多为干咳，伴乏力、全身关节酸痛明显，无发热，在余家桥镇医院治疗 1 天后无好转，遂到院就诊。胸部 CT 检查示双肺感染性病变。建议进一步排除病毒性肺炎，遂收入院治疗。2 月 7 日新冠病毒核酸检测阳性。

既往史：既往体健。

流行病学史：有半个月武汉住留史。

诊断：新型冠状病毒肺炎（普通型）。

西医治疗：予氧疗、抗感染、抗病毒、抗炎等对症治疗。

中医治疗

2月16日一诊：患者咳嗽已不明显，自诉大腿、腹部瘙痒，可见皮疹，伴口干，舌淡红，苔黄腻。

处方：柴胡15g，黄芩15g，党参10g，姜半夏10g，炙甘草10g，大枣15g，生姜15g，桂枝25g，白芍25g，白鲜皮10g，苦参10g，防风20g，黄芪15g，生白术30g。

2月19日二诊：腹部皮疹消退，大腿可见散在皮疹，无明显咳嗽咳痰，口干减轻，舌淡红，苔白腻。方药中的，守方继服。

患者治疗后连续两次复查新冠病毒核酸阴性。复查胸部CT示病灶较前明显吸收。患者达到出院标准，办理出院。

按语： 患者咳嗽咳痰不显，伴口干，为卫气不固，风邪外袭；风盛则痒，故见皮肤瘙痒、皮疹；方以柴胡桂枝汤化裁，和解少阳，调和营卫；舌淡红，苔黄腻，为湿热之象，故在原方基础上加白鲜皮、苦参以清热燥湿，祛风解毒；卫气不固，则合玉屏风散益气固表。二诊时患者皮疹明显消退，仅大腿散见，黄腻苔退为白腻，说明湿热已去。效不更方，继服前方。

病案 88

患者张某，男，57岁。2020年2月1日收入院。

主诉：发热伴咳嗽7天。

病情简介：患者于7天前无诱因渐起发热伴咳嗽，感全身乏力，具体体温不详，无呕吐、呼吸困难、腹泻等，自服某感冒药无好转，渐感症状加重，遂到院就诊。门诊胸部CT检查示双肺感染性病变，建议进一步排除病毒性肺炎，遂收入院治疗。
2月1日新冠病毒核酸检测阳性。

既往史：既往体健。

流行病学史：无武汉旅居史。

诊断：新型冠状病毒肺炎（普通型）。

西医治疗：予氧疗、抗感染、抗病毒、抗炎等对症治疗。

中医治疗

2月21日一诊：患者夜间咳嗽明显，咳少量黏痰，无气喘、气短、胸闷、呼吸困难等症，二便调，舌暗红，苔薄白。

处方：干姜6g，生白术10g，党参10g，炙甘草10g，木香10g，砂仁10g（后下），款冬花10g，苏子10g，徐长卿10g。

2月24日二诊：咳嗽减轻，咳少许白色黏痰，口干，二便调，舌暗红，苔薄白。

处方：干姜6g，生白术10g，党参10g，炙甘草10g，木香10g，砂仁10g（后下），款冬花10g，苏子10g，徐长卿10g，柴胡10g，牡蛎15g（先煎）。

2月27日三诊：咳嗽减轻，痰少，二便调，舌暗红，苔薄白腻。

处方：党参10g，生白术10g，干姜6g，炙甘草6g，苏子10g，款冬花10g。

3月1日四诊：偶有咳嗽，无痰，二便调，舌暗红，苔薄白。

处方：党参10g，生白术10g，干姜6g，苏子10g，款冬花10g，炙甘草6g。

3月4日五诊：患者已无咳嗽，感心慌、气短、乏力，无胸闷、呼吸困难，二便调，舌暗红，苔薄白。

处方：党参15g，白术10g，炙甘草6g，干姜6g，苏子10g，款冬花10g，仙鹤草30g。

患者治疗后连续两次复查新冠病毒核酸阴性。复查胸部CT片示病灶较前明显吸收。患者达到出院标准，办理出院。

按语： 患者为新冠肺炎确诊病案，以咳嗽为主症。一诊时夜间咳嗽明显，以理中汤为主温中散寒，取培土生金之义；配木香、砂仁以行气健脾；病久疫毒难祛，加徐长卿以祛毒邪；加款冬花、苏子以降气化痰止咳。二诊时患者咳嗽减轻，口干，酌加柴胡、牡蛎以理气散结。三诊时咳嗽明显减轻，证属肺脾两虚，痰湿内蕴，故予理中汤加苏子、款冬花，培土生金，降气止咳。四诊时患者症状均平稳，予三诊方继服。五诊时患者已无咳嗽，但诉心慌、气短、乏力，乃久病之后，肺气亏虚所致，故以前方加仙鹤草益气补虚。

病案 89

患者朱某，男，35岁。2020年2月2日收入院。

主诉：发热伴纳差、全身乏力1天。

病情简介：患者于1天前无明显诱因出现畏寒、发热，体温最高37.7℃，伴纳差、乏力，遂至院就诊。门诊行胸部CT检查提示右肺感染，考虑病毒性肺炎，经专家组会诊，考虑疑似新型冠状病毒肺炎，收住院。2月7日新冠病毒核酸检测阳性。

既往史：既往体健。

流行病学史：无武汉旅居史。

诊断：新型冠状病毒肺炎（普通型）。

西医治疗：予氧疗、抗感染、抗病毒、抗炎、保肝、增强免疫力等对症支持治疗。

中医治疗

2月22日一诊：患者间断发热，体温最高37.4℃，咳嗽咳痰不显，伴头晕、自汗，纳眠可，二便调，舌胖大，苔薄白。

处方：柴胡10g，党参10g，黄芩10g，半夏10g，龙骨30g（先煎），牡蛎30g（先煎），桂枝15g，白芍30g，大枣10g，炙甘草10g，生姜10g。

2月25日二诊：患者无发热，头晕减轻，无自汗，咳嗽咳痰不明显，二便调，舌胖大，苔薄白。

处方：干姜6g，党参10g，白术10g，炙甘草10g，苏子10g，款冬花10g。

2月28日三诊：患者低热，体温37.2℃，偶尔咳嗽咳痰，睡眠差，二便调，舌胖大，苔薄白。

处方：干姜6g，党参10g，白术10g，炙甘草10g，苏子10g，款冬花10g，龙骨30g（先煎），牡蛎30g（先煎）。

3月2日四诊：患者低热，体温37.0℃，较前诸症均减，偶有咳嗽，干咳少痰，二便调，舌胖大，苔薄白。

处方：干姜6g，党参9g，白术9g，炙甘草6g，苏子9g，款冬花9g。

治疗后患者体温正常。连续两次复查新冠病毒核酸阴性。复查胸部CT示病灶较前明显吸收。患者达到出院标准，办理出院。

按语：患者为新冠肺炎确诊病例，以发热为主症。一诊时间断发热,但体温不高,无恶寒,提示太阳表证轻;自汗、头晕为病久之后,营卫不和所致。故投以柴胡桂枝汤以求太少双解;龙骨、牡蛎相合以潜阳敛汗。二诊时已无自汗,头晕减轻,肺病及脾,损伤脾胃。方以理中汤温中散寒为主;合苏子、款冬花降气化痰,润肺止咳。三诊时患者再次发热,热势不高,伴睡眠差,乃虚阳上扰心神所致,故在二诊方药基础上加用龙、牡以潜阳重镇安神。四诊时患者诸症均减,遂以理中汤加苏子、款冬花培土生金,利肺止咳。

病案 90

患者李某,女,72 岁。2020 年 2 月 7 日收入院。

主诉:发热、纳差、乏力 2 天。

病情简介:患者儿媳 1 周前诊断为新型冠状病毒肺炎疑似病例,在我院隔离治疗。患者于 2020 年 2 月 5 日不明原因自觉发热,于家中自测体温 38.3℃,伴有食纳欠佳、全身乏力,无咳嗽及咳痰,无胸闷、气促,否认心慌,无腹痛及腹泻,未做特殊治疗。2020 年 2 月 5 日来我院就诊,门诊行胸部 CT、血常规等检查,经专家组会诊,考虑为疑似新型冠状病毒肺炎,门诊以"病毒性肺炎"收入院。入院后体温波动于 36.5 ～ 37.8℃。2 次新冠病毒核酸检测阴性。

既往史:既往有高血压病史 20 余年,血压最高达 170/100mmHg,平素服用硝苯地平缓释片 20mg,1 次 / 日,血压控制可;有泌尿系感染病史。

流行病学史:有与疑似病案密切接触史。

诊断：新型冠状病毒肺炎疑似病例。

西医治疗：予氧疗、抗感染、抗炎、保肝等对症治疗。

中医治疗

2月15日一诊：患者未发热，咳嗽，咳少许白色黏痰，伴纳差、乏力、心慌，大便稀溏，每日3～4次，舌淡红，苔白腻。

处方：干姜6g，党参15g，生白术15g，炙甘草10g，木香10g，砂仁10g（后下），秦艽10g，仙鹤草30g，茯苓10g。

2月18日一诊：患者无发热，咳嗽咳痰好转，感胸闷、气短，大便稀溏，每日4次，舌淡红，苔白腻。

处方：干姜6g，党参15g，炒白术15g，炙甘草10g，木香10g，砂仁10g（后下），猪苓10g，茯苓10g，泽泻10g，桂枝10g，苍术10g，厚朴10g，藿香10g，黄芩6g。

2月21日二诊：患者无发热，咳嗽咳痰好转，感胸闷、气短，大便稀溏，每日2次，舌淡红，苔白腻。

处方：干姜6g，党参15，炒白术15g，炙甘草10g，木香10g，砂仁10g（后下），猪苓10g，茯苓10g，泽泻10g，桂枝10g，苍术10g，厚朴10g，藿香10g，黄芩6g。

2月24日三诊：患者无发热，偶有咳嗽咳痰，无胸闷、气短、乏力，大便正常，舌淡红，苔薄白。

处方：干姜6g，党参10g，生白术10g，苏子10g，款冬花10g，炙甘草10g。

患者治疗后连续两次复查新冠病毒核酸阴性。复查胸部CT示病灶较前吸收。患者达到出院标准，办理出院。

按语：患者为新冠肺炎疑似病例。一诊时咳嗽明显，伴有纳差、心慌、乏力。患者高龄，身体各功能衰退，肺病及脾，肺脾气虚，气机不畅，故见上症。遂予理中汤温中散寒；加木香、砂仁温中行气；秦艽清热；仙鹤草补虚。二诊时患者咳嗽好转，伴胸闷、便溏，有五苓散证，表邪不解，里气不和，清浊相干，升降失序。故在一诊方药基础上加用五苓散以外疏内利，表里双解；再配藿香、黄芩化湿燥湿。三诊时患者感胸闷、气短，大便稀溏，予理中胃苓汤健脾燥湿。四诊时诸症均减，以理中汤加苏子、款冬花培土生金，降气化痰止咳。

病案 91

患者杨某，女，86 岁。2020 年 2 月 3 日收入院。

主诉：食欲差、腹泻 1 天。

病情简介：患者诉 1 天前开始食欲差，伴有腹泻，稀水样便，4 次 / 日，无黏液及血丝，无发热，无明显咳嗽，无胸闷、气短，无明显心慌，未诉腹痛，来院就诊。行胸部 CT 检查提示双肺病毒性肺炎，经专家组会诊，考虑疑似新型冠状病毒肺炎重症，收治入院。2 次新冠病毒核酸检测阴性。

既往史：既往体健。

流行病学史：否认武汉旅居史及新冠肺炎患者密切接触史。

诊断：新型冠状病毒肺炎疑似病例。

西医治疗：予氧疗、抗感染、抗病毒、补液等对症支持治疗。

中医治疗

2 月 15 日一诊：患者无发热，咳嗽咳痰不显，伴纳差，无腹泻，舌淡红，苔白腻。

处方：党参 15g，干姜 8g，白术 15g，炙甘草 10g，木香 10g，砂仁 10g（后下）。

2月18日二诊：患者咳嗽咳痰不显，二便调，舌淡红，苔白腻。

处方：柴胡 15g，牡蛎 30g（先煎），秦艽 10g，姜黄 10g，徐长卿 15g，路路通 15g，苏子 15g，款冬花 10g，桂枝 15g，赤芍 15g，炙甘草 10g，大枣 10g，生姜 10g。

2月21日三诊：诸症减轻，二便调，舌淡红，苔薄白。

处方：柴胡 15g，牡蛎 30g（先煎），秦艽 10g，姜黄 10g，徐长卿 15g，路路通 15g，苏子 15g，款冬花 10g，桂枝 15g，赤芍 15g，炙甘草 10g，大枣 10g，生姜 10g。

2月24日四诊：诸症减轻，二便调，舌淡红，苔薄白。复查胸部 CT 示病灶吸收欠佳。

处方：党参 10g，干姜 6g，白术 15g，炙甘草 10g，木香 10g，砂仁 10g（后下），苏子 10g，款冬花 10g，秦艽 10g，徐长卿 10g。

2月27日五诊：无不适症状，舌淡红，苔薄白。

处方：党参 10g，干姜 6g，白术 10g，炙甘草 10g，款冬花 10g，苏子 10g。

患者治疗后连续两次复查新冠病毒核酸检测阴性。复查胸部 CT 示病灶较前吸收。患者达到出院标准，办理出院。

按语：该患者为新冠肺炎疑似病例。一诊时患者咳嗽咳痰不显，但有消化道症状。患者高龄体弱，肺病及脾，损伤脾胃，中阳不足。投以理中汤温中散寒；另合木香、砂仁健脾行气。

二诊时诸症均减，大病之后，肺病及脾，脾胃气机不畅，易横逆犯肝。故以柴胡桂枝汤化裁；加秦艽、徐长卿以利湿祛毒；加姜黄、路路通以活血行气，活络通经；加牡蛎以软坚散结。三诊时效不更方，继服。四诊时患者症状均减，但影像学改变不明显，遂予理中汤培土生金；加用徐长卿、秦艽利湿祛毒；加木香、砂仁理气化湿；加苏子、款冬花降气化痰止咳。五诊时患者症状消失，继续予理中汤化裁固其本。

病案 92

患者程某，男，24 岁。2020 年 2 月 8 日收入院。

主诉：咳血 1 次。

病情简介：患者于 2020 年 2 月 8 日早晨咳血 1 次，无咳嗽，无胸闷及胸痛，无明显呼吸困难，无发热，无全身乏力及腹泻。胸部 CT 检查提示双肺异常密度影，考虑病毒性肺炎，门诊以"肺部感染"收住院。2 次新冠病毒核酸检测阴性。

既往史：既往体健。

流行病学史：有武汉旅居史及新冠肺炎确诊病例密切接触史。

诊断：新型冠状病毒肺炎疑似病例。

西医治疗：予氧疗、抗感染、抗病毒等对症治疗。

中医治疗

2 月 15 日一诊：偶有咳嗽，干咳少痰，纳眠可，二便调，舌淡红，苔白腻。

处方：射干 10g，麻黄 8g，紫菀 10g，细辛 3g，五味子 10g，款冬花 10g，姜半夏 10g，白及 10g，仙鹤草 30g，鱼腥草 15g。

2月18日二诊：仍感胸闷，余症均减，二便调，舌淡红，苔白腻。

处方：薤白 10g，瓜蒌 15g，桂枝 15g，苏子 10g，款冬花 10g，赤芍 10g，炙甘草 10g，大枣 15g，生姜 10g。

2月21日三诊：胸闷消失，舌淡红，苔黄腻。

处方：薤白 10g，瓜蒌 15g，桂枝 15g，苏子 10g，款冬花 10g，赤芍 10g，炙甘草 10g，大枣 15g，生姜 10g。

患者治疗后连续两次复查新冠病毒核酸阴性。复查胸部 CT 示病灶较前吸收。患者达到出院标准，办理出院。

按语： 一诊时患者证属寒饮伏肺，损伤肺络，予射干麻黄汤温肺化饮，加白及，仙鹤草收敛宁络止血。二诊时患者胸闷，为痰湿痹阻，心阳不振，治宜益气温阳、祛瘀豁痰、行气通脉，故以瓜蒌薤白桂枝汤加减温阳宽胸。三诊时患者胸闷消失，继予瓜蒌薤白桂枝汤化裁。

病案 93

患者黄某，女，49岁。2020年2月1日收住院。

主诉：咳嗽 10 天。

病情简介：患者从武汉回来后渐起咳嗽，以干咳为主，伴全身乏力，轻度呼吸困难，无发热、呕吐、腹泻，自服止咳类药物（具体不详）咳嗽稍好转。1 天前在我市中医院查肺部 CT 提示双肺异常密度影，新冠病毒核酸检测阳性，考虑病毒性肺炎，特转来我院住院治疗。

既往史：有高血压病史 10 余年，平素口服硝苯地平缓释片 10mg，每日 1 次，血压控制水平不详。否认其他病史及药物过敏史。

流行病学史：8 天前曾到过武汉。

诊断：新型冠状病毒肺炎（普通型）。

西医治疗：予氧疗、抗病毒、抗感染、补充水和电解质等对症治疗。

中医治疗

2 月 11 日一诊：咳嗽，咳少许黄白黏痰，活动后气促，无发热、呕吐，纳可，眠差，二便调，舌红，苔黄厚腻，脉滑数。

处方：麻黄 6g，杏仁 10g，生石膏 30g（先煎），瓜蒌皮 30g，藿香 10g，青蒿 10g，白术 10g，桃仁 10g，神曲 15g，葶苈子 10g，草果 6g，苍术 10g，槟榔 10g，甘草 10g。

2 月 20 日二诊：咳嗽，咳少许白色黏痰，失眠，纳可，二便调，舌胖，苔薄白。

处方：桂枝 15g，白芍 15g，杏仁 10g，厚朴 10g，远志 15g，龙骨 35g（先煎），牡蛎 35g（先煎），茯神 10g，大枣 15g，生姜 15g，炙甘草 10g。

2 月 23 日三诊：咳嗽减轻，失眠好转，纳可，二便调，舌淡红，苔白腻。

处方：木香 10g，砂仁 10g，党参 10g，白术 10g，茯苓 30g，炙甘草 10g，苏子 10g，黄芪 10g，远志 10g。

2 月 26 日四诊：咳嗽、失眠好转，饮食可，二便调，舌淡红，苔薄白。

处方：木香 10g，砂仁 10g，党参 10g，白术 10g，茯苓

30g，炙甘草 10g，陈皮 10g，半夏 10g，苏子 10g，黄芪 10g，远志 10g，龙骨 30g（先煎），牡蛎 30g（先煎）。

2月 29 日五诊：咳嗽已不明显，睡眠可，咽中不适减轻，纳眠可，二便调，舌淡红，苔薄白。

处方：木香 10g，砂仁 10g（后下），党参 10g，白术 10g，茯苓 30g，炙甘草 10g，陈皮 10g，半夏 10g，细辛 3g，紫苏 10g，厚朴 10g，生姜 10g。

患者治疗后连续两次复查新冠病毒核酸阴性。复查胸部 CT 示病灶较前吸收。患者达到出院标准，办理出院。

按语： 该患者属中医"疫病"范畴，以"咳嗽、咳痰"为主症。一诊时患者夜间咳嗽较多，干咳少痰，苔黄白腻，提示湿热疫毒郁肺，方用麻杏石甘汤化裁清热宣肺，健脾化湿。二诊时诸症减轻，失眠为患，予桂枝甘草龙骨牡蛎汤化裁，引阳入阴，安神助眠。三诊时患者睡眠改善，予香砂六君子汤化裁培土生金以固本。四诊时患者咽中不适，上方加半夏厚朴汤理气化痰利咽。五诊时患者睡眠可，减龙骨、牡蛎、远志，随症化裁。

病案 94

患者黎某，女，44 岁。2020 年 2 月 3 日收住院。

主诉：咳嗽 5 天。

病情简介：患者 5 天前赴武汉后无明显诱因渐起咳嗽，为阵发性干咳，无呕吐，无胸闷、气促，无腹痛、腹泻。胸部 CT 示双肺感染性病变，考虑病毒性肺炎，收住院。2 月 8 日新型冠状病毒核酸检测结果阳性。

既往史：宫颈癌术后。

流行病学史：5 天前患者曾赴武汉行宫颈癌术后化疗。

诊断：新型冠状病毒肺炎（普通型）。

西医治疗：予氧疗、抗病毒、抗感染、维持水和电解质平衡、化痰等对症治疗。

中医治疗

2 月 9 日一诊：咳嗽，无发热，偶有胸闷、气促，纳眠可，二便调，舌红，苔黄腻。

处方：杏仁 10g，生石膏 30g（先煎），瓜蒌皮 30g，麻黄 6g，藿香 10g，青蒿 10g，白术 10g，桃仁 10g，神曲 15g，葶苈子 10g，草果 6g，苍术 10g，槟榔 10g，甘草 10g。

2 月 15 日二诊：咳嗽减少，感胸痛、胃脘部疼痛，无发热、胸闷、气促，二便调，舌淡红，苔薄白，脉细。

处方：干姜 10g，炒白术 10g，党参 15g，炙甘草 10g，泽泻 10g，苏子 10g，紫菀 15g，茯苓 15g，木香 5g，款冬花 15g，苏子 10g。

2 月 17 日三诊：患者无发热，无咳嗽，无胸闷、气促，胸痛、胃脘部疼痛减轻，纳眠可，二便调，舌淡红，苔薄白。

处方：干姜 10g，炒白术 10g，党参 15g，炙甘草 10g，苏子 10g，紫菀 15g，款冬花 15g。

患者治疗后连续两次复查新冠病毒核酸阴性。复查胸部 CT 示病灶较前明显吸收。患者达到出院标准，办理出院。

按语：患者发病初期以发热、咳嗽为主要表现，低热，舌红，苔黄腻，脉滑数。考虑为脾虚，湿邪内生，内有湿蕴，郁而化热，故予麻杏石甘汤化裁清热化痰，健脾化湿。二诊时患者咳嗽减少，胃脘部疼痛。考虑患者湿热已去，此时以脾胃虚损为主。如王孟英在《温热经纬》中所述："湿热病属阳明太阴者居多，中气实则病在阳明，中气虚则病在太阴。"湿邪困脾，脾失健运，则湿邪留滞中焦。湿为阴邪，易袭阳气，日久损伤脾阳，则气机升降失常。湿邪困脾闭肺，气机升降失司，肺与大肠相表里，阳明属于胃肠，湿邪易传入阳明，脾胃同属中焦，胃纳失司，脾土运化失常。因此，选用理中汤化裁，健脾祛湿，培土生金；加木香行气止痛；加紫菀、款冬花宣肺止咳。三诊时患者诸症好转，继服前方巩固疗效。

病案 95

患者龚某，男，14岁。2020年1月31日收住院。

主诉：咳嗽伴发热3天。

病情简介：患者无明显诱因出现间断咳嗽，以干咳为主，伴发热，主要为低热，体温不详，无畏寒，无胸闷、胸痛、气促，无恶心、呕吐、腹痛、腹泻等不适，未做特殊治疗。门诊胸部CT检查，考虑病毒性肺炎可能，收住院。2月1日咽拭子新型冠状病毒核酸检测阳性。

既往史：既往体健。

流行病学史：患者父亲为新冠肺炎疑似病例，有密切接触史。

诊断：新型冠状病毒肺炎（普通型）。

西医治疗：予氧疗、抗感染、抗病毒等对症治疗。

中医治疗

2月22日一诊：偶有咳嗽，少痰，畏寒怕冷，纳差，眠可，二便调，舌淡红，苔薄白。

处方：党参10g，干姜10g，白术10g，炙甘草10g，木香10g，砂仁10g，款冬花10g，苏子10g。

2月25日二诊：患者已无咳嗽、咳痰，畏寒怕冷消失，纳眠可，二便调，舌淡红，苔薄白。

处方：干姜6g，白术10g，党参10g，炙甘草6g，苏子10g，款冬花10g。

2月28日三诊：诸症消失，纳眠可，二便调，舌淡红，苔薄白。

处方：干姜6g，白术10g，党参10g，炙甘草6g，苏子10g，款冬花10g。

3月2日四诊：连续2次复查咽拭子新型冠状病毒核酸阴性。胸部CT检查未见明显异常。

处方：干姜6g，白术10g，党参10g，炙甘草6g，苏子10g，款冬花10g。

患者治疗后连续两次复查新冠病毒核酸阴性。复查胸部CT示病灶较前吸收。患者达到出院标准，办理出院。

按语： 湿毒疫邪，"首先犯肺"，其病位以肺为核心，而下累中焦。湿毒疫邪郁肺困脾，故治疗多偏重健脾益气、培土生金。方以理中汤化裁；加砂仁、木香理气宽中；加紫菀、苏子化痰降气止咳。二、三、四诊时患者诸症好转，效不更方。

病案 96

患者龚某，女，47 岁。2020 年 2 月 2 日收住院。

主诉：间断咳嗽、发热 2 天。

病情简介：患者于 8 天前无明显诱因感头晕、昏沉感，解黄色稀便 2 次，呕吐胃内容物，进食后明显，初未就诊。2 天前开始出现阵发性干咳，发热，体温最高 37.8℃，时感心悸，否认腹痛、腹胀，否认胸闷、气促。2 月 2 日来我院就诊，胸部CT 检查结果符合新冠肺炎表现，新冠病毒核酸检测阳性，经专家组会诊后确诊为新型冠状病毒肺炎，收住院。

既往史：既往有胃炎病史。

流行病学史：否认近期有武汉地区居住史及疫区相关人员接触史。

诊断：新型冠状病毒肺炎（普通型）。

西医治疗：予氧疗、抗病毒、抗感染、抗炎症等治疗。

中医治疗

2 月 16 日一诊：咳嗽，发热，体温 37.6℃，咳中等量黄稠痰，纳眠可，二便调，舌淡红，苔黄腻。

处方：生麻黄 9g，杏仁 9g，北柴胡 15g，法半夏 9g，贯众 15g，徐长卿 15g，藿香 15g，苍术 15g，厚朴 15g，焦槟榔 9g，煨草果 9g，云茯苓 45g，薏苡仁 30g，炒神曲 15g，生姜 15g，大枣 9g，炙甘草 6g。

2 月 22 日二诊：已无发热，咳减，咳少量白痰，纳眠可，二便调，舌淡红，苔白中根微腻。18 日、20 日连续两次复查新冠病毒核酸阴性。2月18日胸部CT检查示左肺病灶减少，右肺病灶有所扩大。

处方：干姜10g，党参10g，生白术10g，炙甘草10g，木香10g，砂仁10g（后下），鸡内金10g（后下），桔梗10g，射干10g，厚朴10g。

2月26日三诊：无发热，咳嗽、咳痰均减少，纳眠可，二便调，舌淡红，苔白。守方继服。

患者治疗后连续两次复查新冠病毒核酸阴性。复查胸部CT示病灶较前吸收。患者达到出院标准，办理出院。

按语：《重订通俗伤寒论》说："膜者，横膈之膜；原者，空隙之处。外通肌腠，内近胃腑，即三焦之关键，为内外交界之地，实一身之半表半里也。"瘟疫热毒内侵入里，导致发热、呕恶、头痛、苔腻等一派秽浊之候。小柴胡汤化裁；加槟榔辛散湿邪，化痰破结；厚朴芳香化浊，理气祛湿；草果辛香化浊，辟秽止呕，宣透伏邪；麻黄、杏仁一升一降，复肺之宣肃；半夏、厚朴为化痰对药；贯众凉血止血，防诸药辛燥伤肺；薏苡仁、神曲顾护中焦，使秽浊得化，湿热得去。二诊时诸症减轻，热已退，治以温健脾胃，方用理中汤化裁。三诊时诸症减轻，效不更方。

病案 97

患者谢某，男，49岁。2020年2月2日收住院。

主诉：畏寒、发热4天。

病情简介：患者4天前无明显诱因出现畏寒，伴有发热，体温最高 38℃，精神及食纳差，稍有干咳，无胸闷、胸痛、腹痛等。1 月 30 日于赤壁市第三医院行肺部 CT 检查示双肺感染性病变，口服药物（具体不详）治疗，症状无好转。今为进一步诊治来我院，胸部 CT 检查考虑病毒性肺炎，经专家组会诊，门诊以"肺部感染，可疑病毒性肺炎"收住院。2 月 4 日新型冠状病毒核酸检测阳性。

既往史：平时健康状况良好。

流行病学史：其儿子从武汉回来（具体时间不详）。其妻子为新型冠状病毒肺炎疑似病例。

诊断：新型冠状病毒肺炎（普通型）。

西医治疗：予氧疗、抗病毒、抗感染、抗炎等治疗。

中医治疗

2 月 21 日一诊：患者诉无特殊不适，无发热、咳嗽，无心慌、胸闷、气促，无腹痛、腹泻，食欲、睡眠尚可，二便调，舌淡红，苔薄白。

处方：干姜 10g，党参 10g，生白术 10g，炙甘草 10g，黄芪 10g，猫爪草 10g，柴胡 10g，牡蛎 20g（先煎），秦艽 10g，夏枯草 10g。

2 月 22 日二诊：患者诉无特殊不适，无发热、咳嗽，无心慌、胸闷、气促，无腹痛、腹泻，食欲、睡眠尚可，二便调，舌淡红，苔薄白。

处方：干姜 10g，党参 10g，生白术 10g，炙甘草 10g，黄芪 10g，猫爪草 10g，柴胡 10g，牡蛎 20g（先煎），秦艽 10g，夏枯草 10g。

2 月 23 日三诊：患者诉左侧咽喉部及左侧头部隐痛，无发热、咳嗽，无心慌、胸闷、气促，无腹痛、腹泻，食欲、睡眠尚可，二便调，舌淡红，苔薄白。

处方：干姜10g，党参10g，生白术10g，炙甘草10g，黄芪10g，猫爪草10g，柴胡10g，牡蛎20g（先煎），秦艽10g，夏枯草10g。

2月29日四诊：患者无发热、咳嗽，无心慌、胸闷、气促，无腹痛及腹泻，食欲、睡眠尚可，二便调，舌淡红，苔薄白。

处方：干姜10g，党参10g，生白术10g，炙甘草10g，黄芪10g，猫爪草10g，柴胡10g，牡蛎20g（先煎），秦艽10g，夏枯草10g。

患者治疗后连续两次复查新冠病毒核酸阴性。复查胸部CT示病灶较前吸收。患者达到出院标准，办理出院。

按语：本案患者临床表现少，四诊合参，治以培土生金、化湿解毒为主。方以理中汤化裁；加黄芪益气补虚；加猫爪草化痰散结，解毒消肿；加夏枯草、柴胡疏肝散结；加秦艽祛风湿，清湿热；加牡蛎软坚散结。

病案 98

患者陈某，男，57岁。2020年1月18日收入院。

主诉：咳嗽、低热1周。

病情简介：患者于2020年1月25日开始咳嗽，为干咳，伴低热，体温最高为37.4℃。1月28日在我院胸部CT检查提示双肺感染性病变，考虑病毒性肺炎可能。后至同济赤壁医院就诊，无好转。现为进一步诊疗，门诊以"病毒性肺炎"收治入院。2月1日新型冠状病毒核酸检测结果阳性。

既往史：有高血压病史6年，最高血压达190/110mmHg，自服卡托普利控制血压。

流行病学史：无武汉疫区接触史及居住史。

诊断：新型冠状病毒肺炎。（普通型）

西医治疗：予氧疗、抗病毒、抗感染、抗炎等治疗。

中医治疗

2月17日一诊：患者偶有咳嗽，无发热，无腹痛、腹泻，食欲、睡眠可，二便调，舌淡红，苔薄白。

处方：干姜10g，党参10g，白术10g，炙甘草10g，杏仁10g，款冬花10g，苏子10g。

2月23日二诊：患者诉无咳嗽咳痰，无发热、腹痛、腹泻，服中药后无不适，食欲、睡眠可，二便调。

处方：干姜10g，党参10g，白术10g，炙甘草10g，杏仁10g，款冬花10g，苏子10g。

患者治疗后连续两次复查新冠病毒核酸阴性。复查胸部CT示病灶较前吸收。患者达到出院标准，办理出院。

按语："温邪上受"，"首先犯肺"，其病位常以肺为核心；湿性黏滞，易累中焦脾胃。本病多因疫毒困脾郁肺，累及三焦，故治疗多偏重健脾益气、培土生金。方以理中汤加减；加紫菀、苏子化痰降气，化痰止咳。二诊时患者诸症缓解，效不更方，巩固疗效。

病案 99

患者魏某，男，39 岁。2020 年 2 月 8 日收住院。

主诉：干咳不适 4 天。

病情简介：患者 4 天前无明显诱因出现干咳不适，口干，咳少许痰液，无脓痰，无发热，无胸闷，无明显呼吸困难，无腹泻及腹胀，感肩部酸痛，未治疗。2 月 8 日胸部 CT 检查提示右上肺感染，血常规正常，新冠病毒核酸检测阳性，门诊遂以"肺部感染"收住院。

既往史：既往体健。

流行病学史：患者于 2020 年 1 月 13 日与武汉返乡人员接触。

诊断：新型冠状病毒肺炎疑似病例。

西医治疗：予氧疗、抗病毒、抗感染、化痰等对症治疗。

中医治疗

2 月 15 日一诊：咳嗽，咽痒咽痛，二便调，舌淡红，苔白腻。

处方：麻黄 6g，杏仁 10g，生石膏 30g（先煎），瓜蒌皮 30g，藿香 10g，青蒿 10g，白术 10g，桃仁 10g，神曲 15g，葶苈子 10g，草果 6g，苍术 10g，槟榔 10g，金银花 10g，桂枝 10g。

2 月 18 日二诊：咽中异物感，少痰，咽痒、咽痛减轻，二便调，舌淡红，苔薄白。

处方：桔梗 10g，木蝴蝶 10g，姜半夏 10g，厚朴 15g，苏叶 10g，苏子 10g，茯苓 30g，生姜 10g。

2 月 22 日三诊：诸症缓解，纳眠可，二便调，舌淡红，苔薄白。

处方：干姜 10g，党参 10g，白术 10g，炙甘草 10g，款冬花 10g，苏子 10g。

按语：新冠肺炎属中医"疫病"范畴，其基本病机为疫毒外侵，早期为寒、湿、毒袭肺，中晚期可能涉及湿、热、毒、瘀、虚。患者以干咳、口干、咽痛、发热为主症，选麻杏石甘汤化裁，辛凉宣泄，清肺平喘，健脾除湿。二诊时，患者舌苔薄白，考虑湿邪渐化；患者以咽中异物感、咽痒、咽痛为主，考虑痰气交阻。方以半夏厚朴汤化裁。《金匮要略·妇人杂病脉证并治》指出："妇人咽中如有炙脔，半夏厚朴汤主之。"半夏厚朴汤具有降气化痰、理气宽胸之效。方中半夏化痰散结；生姜和胃，辛温散结；厚朴能够助半夏散结降逆；桔梗可以利咽，开宣肺气；茯苓甘淡渗湿。三诊时，患者诸症缓解，治宜培土生金，予理中汤化裁。

病案 100

患者魏某，男，48 岁。2020 年 2 月 1 日收住院。

主诉：畏寒 3 天，胸闷 1 天。

病情简介：患者 3 天前无诱因出现畏寒不适，未加注意。1 天前感低热（具体体温不详）、胸闷，自服新康泰克，无好转。2 月 1 日门诊胸部 CT 检查提示双肺病毒性肺炎，咽拭子新冠病毒核酸检测阳性，门诊以"肺部感染"收住院。

既往史：既往体健。

流行病学史：否认新冠肺炎患者密切接触史。

诊断：新型冠状病毒肺炎（普通型）。

西医治疗：予氧疗、抗病毒、抗感染等对症治疗。

中医治疗

2月21日一诊：咳嗽咳痰不明显，感胸闷，纳眠可，二便调，舌胖大，苔薄白。

处方：全瓜蒌10g，薤白10g，桂枝15g，炙甘草10g，徐长卿10g，柴胡10g，生牡蛎20g（先煎），黄芪15g，大枣10g，生姜10g。

2月24日二诊：心慌，失眠，二便调，舌淡红，苔薄白。

处方：炙甘草20g，生地黄30g，当归10g，桂枝15g，炮姜10g，麦冬15g，大枣15g，远志6g，龙骨30g（先煎），牡蛎30g（先煎）。

2月27日三诊：心慌、失眠改善，乏力，动则气短，二便调，舌胖大，苔薄白。

处方：党参10g，干姜6g，生白术10g，炙甘草10g，苏子10g，款冬花10g。

3月1日四诊：失眠、气短改善，二便调，舌胖大，苔薄白。

处方：党参10g，干姜6g，生白术10g，炙甘草10g，苏子10g，款冬花10g。

3月4日五诊：动则气短，纳眠可，二便调，舌胖大，苔薄白。

处方：党参9g，白术9g，炙甘草6g，干姜8g，苏子10g，款冬花10g。

按语： 该患者以胸闷为主症，舌胖大，苔薄白，乃因脾气虚弱，脾失健运，痰湿内生，痰湿痹阻，心阳不振。治以益气温阳，祛瘀豁痰，行气通脉。方以瓜蒌薤白桂枝汤加减。二诊时患者心慌、失眠，予炙甘草汤化裁。三诊时患者心慌、失眠改善，以乏力为主，治以理中汤培土生金治其本。四诊、五诊时症状同前，效不更方。

病案 101

患者谈某，男，53 岁。2020 年 2 月 1 日收住院。

主诉： 发热伴咳嗽 20 余天。

病情简介： 患者约 20 天前无明显诱因出现发热、咳嗽，干咳，自行在家服用"感冒"药物，无明显好转。后间断注射抗生素，上述症状亦无明显好转。近 10 天感咳嗽症状加重，食欲减退，乏力，无腹泻。多家医院诊治无好转，逐来发热门诊就诊。胸部 CT 检查示双肺感染性病变，考虑病毒性肺炎，收住院。1 月 31 日查新型冠状病毒核酸阳性。

既往史： 有肺结核病史。

流行病学史： 否认新冠肺炎患者密切接触史。

诊断： 新型冠状病毒肺炎（普通型）。

西医治疗： 予氧疗、抗感染、抗病毒、护胃等对症治疗。

中医治疗

2 月 12 日一诊：发热，咳嗽，干咳，食欲减退，乏力，二便调，舌淡红，苔白腻。

处方：麻黄 6g，杏仁 10g，生石膏 30g（先煎），瓜蒌皮

30g，青蒿 10g，白术 10g，桃仁 10g，神曲 15g，葶苈子 10g，草果 6g，苍术 10g，槟榔 10g，藿香 10g，甘草 10g。

2月20日二诊：热退，咳嗽加重，咳中等量黄白色黏痰，大便正常，小便黄，舌淡红，苔白腻。

处方：射干 10g，麻黄 10g，紫菀 10g，细辛 3g，款冬花 10g，五味子 10g，姜半夏 10g，徐长卿 10g，柴胡 10g，牡蛎 15g（先煎）。

2月23日三诊：咳嗽止，纳眠可，痰量减少，咳少量黄白色黏痰，二便调，舌淡红，苔白。

处方：射干 10g，麻黄 10g，紫菀 10g，细辛 3g，款冬花 10g，五味子 10g，姜半夏 10g，徐长卿 10g，柴胡 10g，牡蛎 15g（先煎），黄芩 6g。

按语：本案患者系由寒湿疫毒闭肺，入里化热，邪热壅肺，致肺失宣降，故选方麻杏石甘汤。方中麻黄辛、甘、温，宣肺透邪，既开表闭又开肺闭，消散肺间质郁饮，又为宣肺通调水道之圣药，更是宣通寒凝血脉瘀滞之圣药；石膏辛、甘、大寒，清泄肺胃之热以生津。两药相配，既能宣散"湿毒"，又能泄在里之热。杏仁为臣药，苦降肺气，止咳平喘，既助石膏沉降下行，又助麻黄泄肺热。炙甘草为佐使药，顾护胃气，防石膏之大寒伤胃，兼调和麻黄、石膏之寒温。二诊时患者热退，咳嗽加重，咳中等量黄白色黏痰，证属寒饮伏肺，予射干麻黄汤温肺化饮、止咳化痰。三诊时予射干麻黄汤佐黄芩，以清热化痰。